HUODONG
YU
YUNDONG

中国式居家养老实用手册

活动与运动

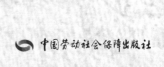
中国劳动社会保障出版社

图书在版编目（CIP）数据

活动与运动：中国式居家养老实用手册／人力资源和社会保障部教材办公室，中国老教授协会职业教育研究院组织编写. -- 北京：中国劳动社会保障出版社，2018

ISBN 978-7-5167-3751-4

Ⅰ.①活… Ⅱ.①人… ②中… Ⅲ.①老年人–护理–手册 Ⅳ.①R473.59–62

中国版本图书馆CIP数据核字（2018）第275994号

中国劳动社会保障出版社出版发行

（北京市惠新东街 1 号　邮政编码：100029）

*

北京市艺辉印刷有限公司印刷装订　新华书店经销

787 毫米 × 1092 毫米　16 开本　8.75 印张　97 千字

2018 年 12 月第 1 版　2018 年 12 月第 1 次印刷

定价：48.00 元

读者服务部电话：（010）64929211/84209101/64921644

营销中心电话：（010）64962347

出版社网址：http://www.class.com.cn

编　委　会

总主编：沈小君

编　委（按姓氏笔画排序）：

刘志兴　回春茹　汤　杰　那国宏　杜　林　宋淑君

张宇傑　张彩虹　何吉洪　范立荣　周汝和　薛芳渝

本书编写人员

主　编：沈小君

编　者（按姓氏笔画排序）：

王　斌　刘诗怡　纪贝贝　杨海龙　李欣壑　肖遵香

宋书香　张素红　张海波　贾　莉　彭秋云　魏　铭

工作人员

演　示：梁金萍　肖同华

摄　影：果彤林

插　画：王　杰

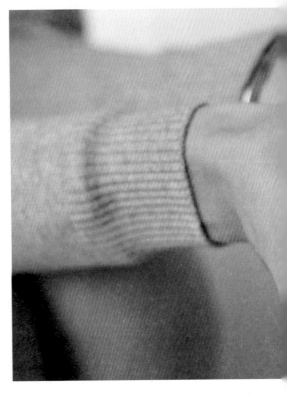

　　自 20 世纪下半叶开始，人口老龄化逐步成为各国决策者关注的一大议题，人口老龄化所引发的诸多问题也对越来越多国家的经济社会发展产生着深刻持久的影响。2000 年年末，中国进入老龄化社会，人口老龄化程度不断加深。截至 2016 年年底，中国 60 岁以上老年人口已超过 2.3 亿人，占总人口比例的 16.7%。据世界卫生组织预测，今后几年中国的

序 言
PREFACE

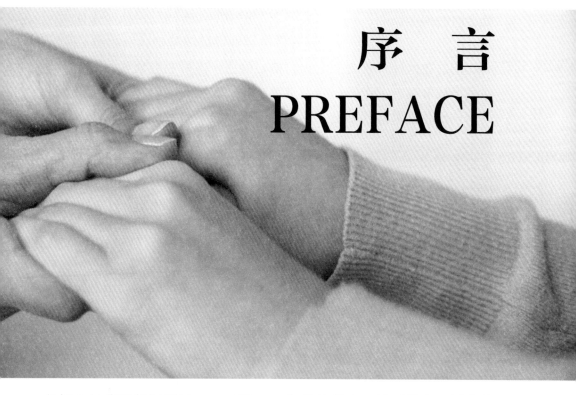

老年人口将以每年超过 1 000 万人的速度增加，2033 年前后将达到 4 亿人，到 2053 年将达到峰值 4.87 亿人，在总人口中的占比将超过 1/3。

随着人口老龄化形势的日益严峻，老年人的服务需求越来越多样化，养老服务将成为关乎老年人晚年生活质量及每个家庭福祉的民生事业。尽管可供老年人选择的养老形式很多，如机构养老、社区养老、居家养老等，但按照中国国情和民族习俗，居家养老显然是最符合老年人心愿的养老方式。一项调查显示：在中国，选择居家养老的老年人占 90% 以上，只有不到 10% 的老年人选择养老院或其他形式养老。

如何让老年人、家属和照护人员了解更科学的养老知识、熟悉更准确的护理方法、掌握

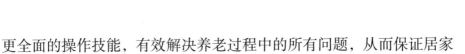

更全面的操作技能，有效解决养老过程中的所有问题，从而保证居家养老过程的良性运转已成为居家养老事业发展的基础、依托和支撑。

正是在这种背景之下，我们精心策划，邀请业内众多专家、学者和多年从事养老工作的一线人员，在参阅大量的国内外文献及借鉴相关学科研究成果的基础上，结合中国居家养老服务市场的现状，汲取各家之长，共同编写了这套"中国式居家养老实用手册"。"中国式居家养老实用手册"首辑共 6 册，包括《居家照护基础》《日常生活照护》《活动与运动》《疾病与康复》《心理呵护》《营养与膳食》。

本套丛书在内容上力求普及与提高相结合，以普及为主；通用性与专业化相兼顾，以通用性为主；具有"中国式、时代感、大众化"的特色和"易学、易懂、易会"的特点；方便不同层次、不同角色的读者学习和使用，既可作为专业居家养老服务人员的培训用书，也可用作老年人、家属和照护人员的科普图书。

本套丛书在编写过程中，得到教育部中国老教授协会、中国国际职业资格评价协会、中国老年学和老年医学学会科学养生专业委员会、北京养生文化交流中心、北京市房山区康怡养老院的支持和帮助，在此表示衷心的感谢！

鉴于我国居家养老知识体系、能力培训体系暨人才评价体系建设工作刚刚起步，许多问题还有待探讨，加上编写人员水平和实践的局限，书中不足之处在所难免，我们热忱欢迎广大读者提出宝贵意见，以便不断修改完善。

中国老教授协会职业教育研究院执行院长

中国老年学和老年医学学会《全国科学养生论文集》编审委员会委员

沈小君

目 录

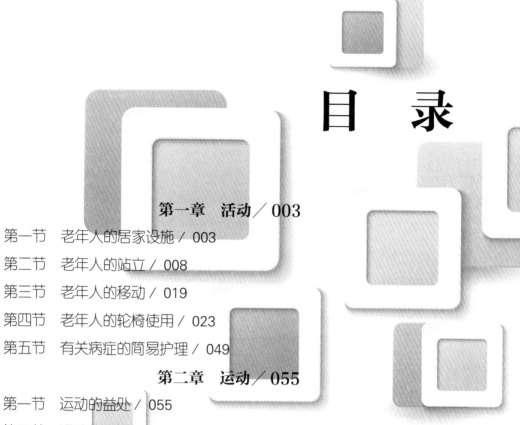

第一章
活动

第一节　老年人的居家设施

一、椅子

1.老年人一定要选有靠背的椅子，不要坐凳子。坐凳子时，需要自然弯腰坐着，或直腰坐着，这两种情况都要求腰椎周围的肌肉与韧带保持紧张状态，因此久坐后易导致腰椎周围软组织劳损。老年人的腰背肌肉、韧带弹性及耐力较差，有不同程度的退变或损伤，更加不适合坐凳子，尤其是太低的凳子。当然，光有靠背也不够，靠背最好还要高些，能支撑住老年人的头部和肩膀，并且要有扶手。

2.椅子的高度要和膝盖以下腿部的高度相当，即坐着的时候，脚正好可以平放在地上。

3.椅子的重量要适宜，太轻的话，很难保持一定的稳定性。

4.避免用带滑轮的转椅，坐在转椅上时腰部需要用力维持椅子的稳定，易引起疲劳。

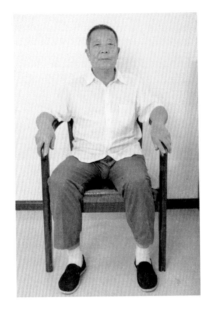

◉ 适合老年人的椅子

二、床

1. 老年人的床要宽一点。对于老年人来说，床太窄会感觉到不够放松，宽点的床更为舒服，翻身时不用缩手缩脚，活动起来不受限制。夏季也不会感到热气逼人。

2. 老年人的床要低一点，不能太高，方便起卧。老年人常会起夜，床太高会让老年人上下床时觉得吃力。如果床体很高，最好在床边设置一个脚踏。

3. 床垫别太软。老年人随着年龄增长，脊椎退化，髓核脱水，导致椎间盘失去正常的弹性和张力，容易出现腰椎间盘突出等病症，表现为腰痛、下肢麻木等症状。因此，老年人的床不能太软，太软的床垫会让身体深陷其中，加重腰椎的负担。当然，软硬要适度，过硬也不合适，尤其是已经患有骨质疏松或者脊椎变形的老年人不能睡硬床。

4. 老年人的床要有一个床头板，可以防止湿气袭头。床头板以杉木板最为适宜，因为杉木质地松软，能吸收墙上的湿气。铁艺床头较为冰冷，布艺床头容易滋生细菌，都不适合老年人。

5. 床边最好有个床头柜。床头柜可以方便老年人放置常用的物品，如水杯、药品、纸巾等。

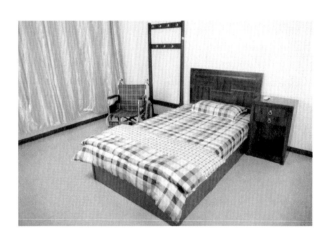

◉ 适合老年人的床

三、扶手

1. 马桶边

马桶边的扶手是老年人最常用到的扶手之一。马桶边的扶手高度应与老年人坐下后的肩膀高度相近，并安装在老年人可以轻松够到的位置。在形状方面，以具有防滑性能的圆柱形扶手为佳。扶手安装时要注意牢固度。

2. 淋浴房内

老年人在淋浴时容易滑倒，所以建议家属在淋浴房内的墙面上为老年人安装一两个扶手。淋浴房内的扶手高度应在老年人的腰部与胸部之间，以使用圆润的造型与坚固防锈的金属材料为好。

3. 卧室及沙发边

除了上述两个位置，为老年人设置扶手还应该关注一下卧室与沙发边的位置。设置高度恰当、安装牢固的扶手，可以使老年人的日常起居更具舒适性与便利度。

另外，一些错层建筑的上下楼梯边也应设置立式扶手。

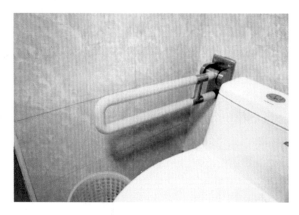

◉ 马桶边的扶手

照护小贴士

照护人员身体姿势

正确的身体姿势可以使照护人员更顺利地完成耗费体力的工作。要想维持正确的身体姿势，应遵循以下原则：

1. 关节稍微弯曲，以避免长时间的伸展引发不适。

2. 时常改变姿势，避免受压引起的不适。

3. 改变姿势时，要注意关节的活动度范围。

4. 可以依靠各种装备维持良好的身体姿势。

5. 运用身体力学。

如何运用身体力学

1. 抬举物品时，双脚分开约 30 厘米宽，身体尽量靠近物品。挪动较重物品时，可以采用推、拉、滚的办法。物品过重过大时，应寻求帮助。

2. 改变挪动方向时，应以脚为转轴，先小步伐转，再整个身体转过来。不要只扭转背部、颈部。

第二节　老年人的站立

一、从坐椅上站起

1. 正常老年人

第一步：身体前倾，保持平衡。

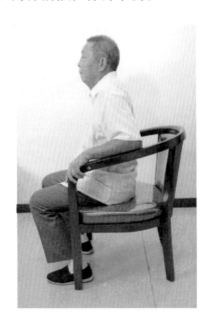

第二步：收腿。

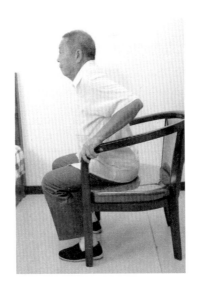

第三步：双腿用力支撑身体向上，可用双手扶住扶手协助用力。

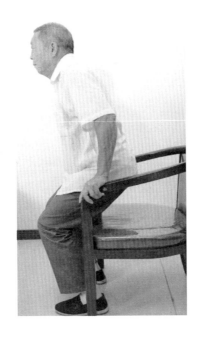

第四步：站起。

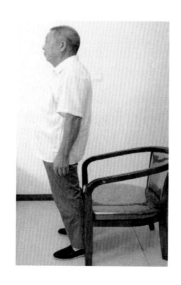

2. 身体有恙的老年人

第一步：让老年人向后收腿。

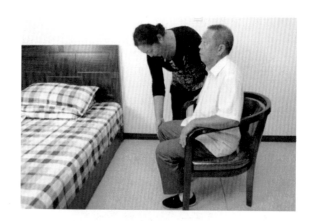

第二步：让老年人主动握住照护人员的手。照护人员要注意的是手要朝斜下方拉。

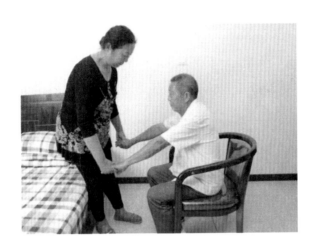

第三步：让老年人缓慢站起。

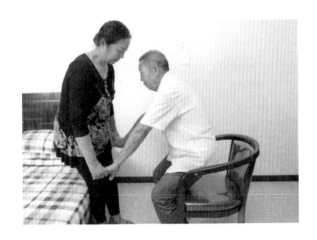

3. 生活不能自理的老年人

第一步：让老年人双手环抱住照护人员的颈背部，照护人员采取屈膝或单膝跪地的姿势。两人的肩膀和膝盖交叉着，腹部不要紧贴。

第二步：抬起老年人臀部。

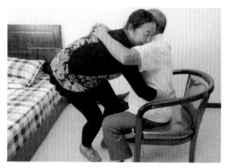 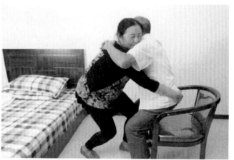

第三步：照护人员伸直双腿，让老年人缓慢站起。

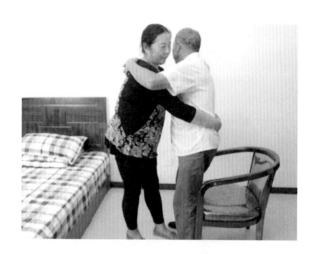

二、从平地上站起

为锻炼自身站立能力，老年人可考虑进行从平地上站起的练习。

1. 正常老年人

第一步：扭转身体，使身体呈爬行状。

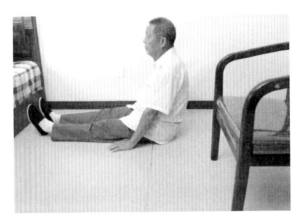

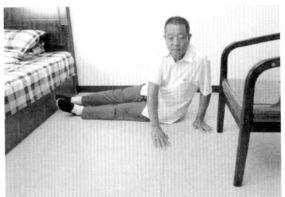

第二步：膝盖立起，手扶地，臀部抬起。

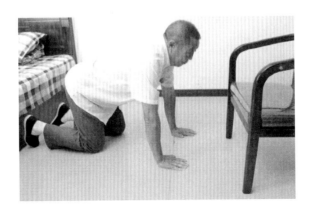

第三步：将手放在辅助台面（如椅子，椅子应稳固）上，重心放在台面上，这样不用太费力就能支撑起身体。

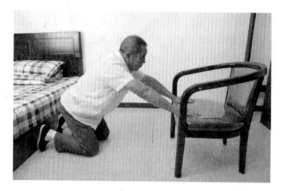

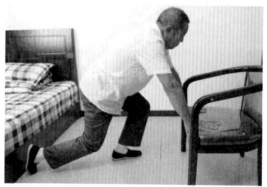

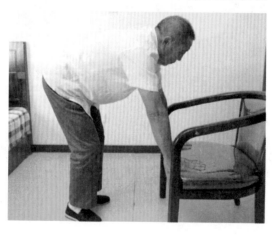

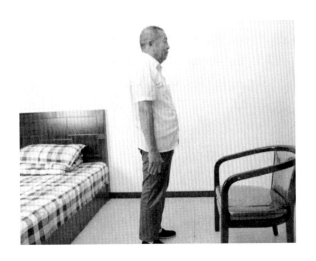

2. 偏瘫的老年人

第一步：利用墙脚支撑患侧腿，并将手尽量往远处放，与两脚之间呈三角形。

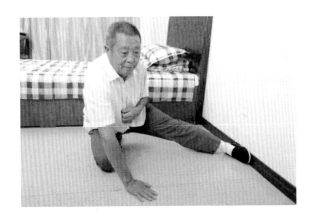

第二步：用健侧手支撑地面，蜷腿，抬起臀部。

第三步：用健侧手支撑在膝盖上，缓缓站起。

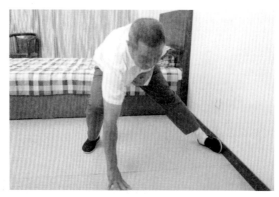

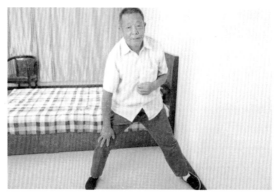

3. 老年人站起的照护方法

第一步：照护人员与老年人沟通，让老年人扭转身体。

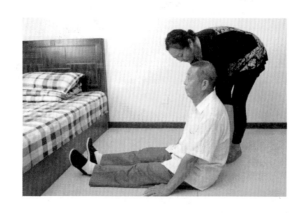

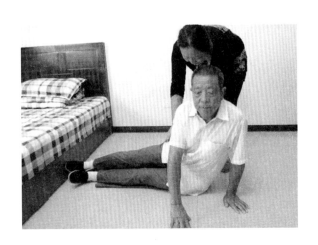

第二步：照护人员帮助老年人，使其四肢着地，并让老年人将臀部抬起。

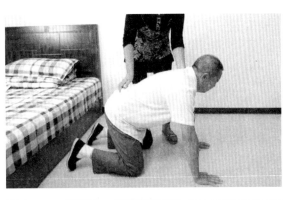

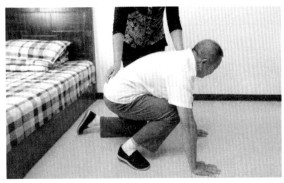

第三步：让老年人的手支撑在腿上，伸直膝盖，照护人员顺势扶起老年人。

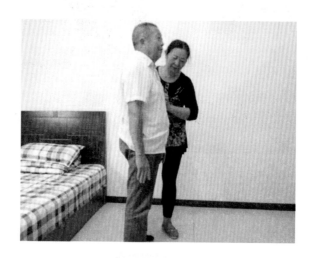

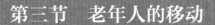

第三节 老年人的移动

一、从床移动到椅子

第一步：照护人员坐到老年人旁边，将与要移动方向同侧的手从背后放在老年人另一侧的臀部上，用自己的臀部和手夹住老年人，并让老年人将双手放在面前的辅助工具上。

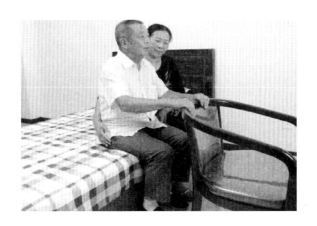

第二步：让老年人抬起臀部，照护人员扶住老年人的臀部，向要移动的方向用力。

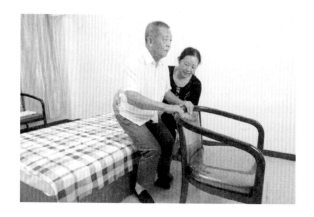

第三步：照护人员扶着老年人轻轻坐下。

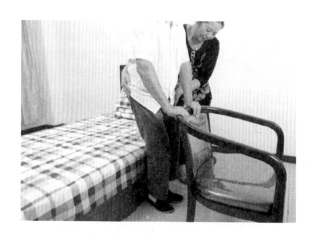

二、从床移动到轮椅

第一步：把辅助工具（如椅子）放在轮椅的对侧，让老年人将双手放在面前的辅助工具上。

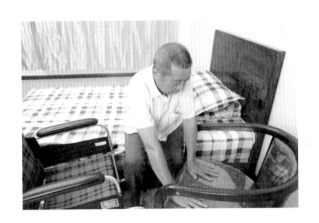

第二步：让老年人将臀部抬起来，扭转身体。

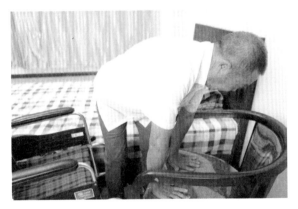

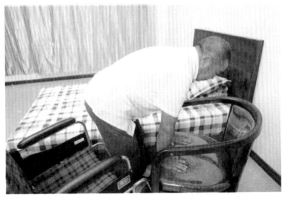

第三步：让老年人轻轻坐到轮椅上。

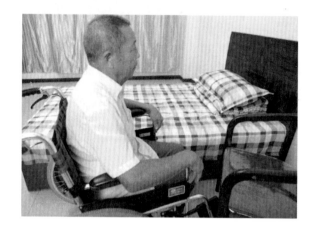

注意，此时轮椅一定要固定好。

第四节　老年人的轮椅使用

老年人行动不便，很多时候需要用到轮椅。如果在协助老年人乘坐轮椅时没有掌握正确的方法，不仅照护人员会觉得很费力，老年人自身也会不舒服。

一、家庭常用轮椅的分类和基本构造

家庭常用轮椅一般分为普通轮椅和电动轮椅两种。

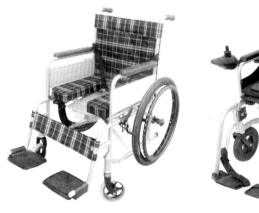

◉ 普通轮椅

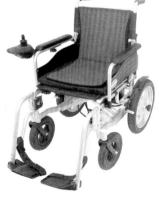

◉ 电动轮椅

1. 普通轮椅的结构

普通轮椅主要由轮椅架、轮、制动装置、坐垫和椅背等构成。

（1）轮椅架

轮椅架有固定式和折叠式两种。固定式结构简单，强度和刚度好；折叠式折起后体积小、便于携带。轮椅两侧扶手有固定式和可拆卸式两种。可拆卸式方便使用者在轮椅与床、汽车之间进行转移。轮椅架多由薄壁钢管构成，表面镀铬、烤漆或喷塑。高档轮椅架采用合金材料制作，以减轻轮椅重量。

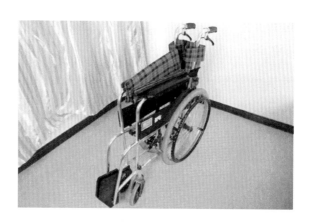

◉ 折叠式轮椅

（2）轮

轮椅装有一对大轮和一对小轮。每个大轮都装有驱动轮圈，使用者双手驱动轮圈使轮椅前进、后退或转向。一对前小轮可自由转动。轮胎分为充气和实心两种。

（3）制动装置

轮椅的制动装置一般采用手扳式刹车，起驻车作用。

（4）坐垫和椅背

轮椅的坐垫和靠背一般采用人造革、尼龙、牛津布等材料。

2. 电动轮椅与普通轮椅的区别

电动轮椅是增加了电动马达和导航控制手段的轮椅。通常是将一个小的操纵杆安装在扶手上，而不是手动进行轮椅移动。轮椅的电动操纵方式有用摇杆的，也有用头部或吹吸系统等各式开关控制的。

受众	电动轮椅不仅适用于年老体弱的人，也适用于重度残疾的患者。平稳、电力持久、速度可调节等均是电动轮椅的特有优点
方便	电动轮椅只要充好电，则无须家属时时陪着，老年人自己就能轻松操作
安全	电动轮椅生产技术越来越成熟，车身上的刹车设备经过专业人士多次检测合格后才能量产，失控概率比较小

◉ 电动轮椅的优点

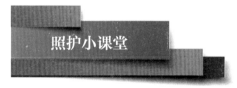

照护小课堂

——轮椅的选购

座位宽度	测量坐下时臀部或大腿与座位两边之间的距离，再加5厘米，即坐下以后两边各有2.5厘米的空隙。座位太窄，则上下轮椅比较困难，臀部及大腿易受到压迫；座位太宽，则不易坐稳，操纵轮椅不方便，易疲劳，进出大门也有困难

座位长度	测量坐下时后臀部至小腿肚之间的水平距离，将测量结果减 6.5 厘米。座位太短，体重将主要落在坐骨上，易造成局部受压过多；座位太长，会压迫腘窝部，影响局部的血液循环，并易刺激该部分皮肤。对于大腿较短或有髋关节、膝关节屈曲挛缩的患者，则使用短座位较好
座位高度	测量坐下时足跟（或鞋跟）至腘窝的距离，再加 4 厘米，在放置脚踏板时，板面至少离地 5 厘米。座位太高，则轮椅不容易靠近桌旁；座位太低，则坐骨承受重量过大
椅背高度	椅背越高，则身体越稳定；椅背越低，则上身及上肢的活动范围就越大。低椅背高度：测量座位至腋窝的距离（一臂或两臂向前平伸），将此结果减 10 厘米。高椅背高度：测量座位至肩部或后枕部的实际高度
扶手高度	坐下时，上臂垂直，前臂平放于扶手上，测量座位至前臂下缘的高度，再加 2.5 厘米。适当的扶手高度有助于保持正确的身体姿势和平衡，并可使上肢放置在舒适的位置上。扶手太高，则上臂被迫上抬，易感疲劳；扶手太低，则需要上身前倾才能维持平衡，不仅容易疲劳，也会影响呼吸

二、普通轮椅的展开和折叠

1. 展开

双手握住把套向两侧轻拉，使左右车架稍许分开，在坐垫两侧用手心向下轻压至定位处，轮椅即可自行展开平放。展开时，请切勿硬扳左右车架，以免损坏各部件；向下压坐垫时，请勿用手指握住左右支撑管，以免夹伤手指。

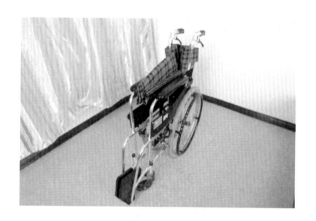

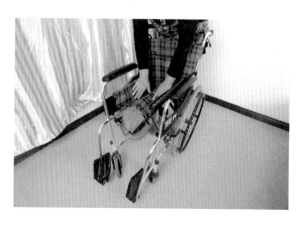

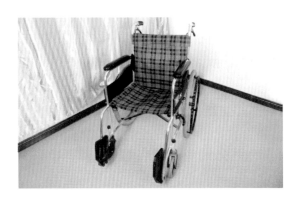

◉ 展开轮椅

2. 折叠

先将左右脚踏板翻起，用两手抓住坐垫两端向上提起，即可折叠。

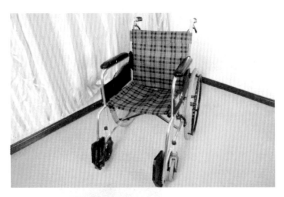

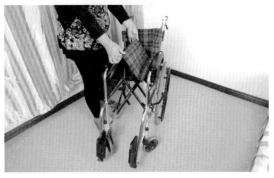

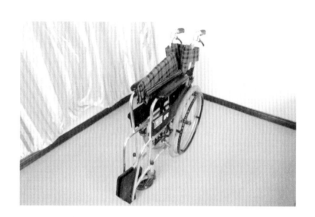

◎ 折叠轮椅

三、乘坐轮椅

1. 手脚无力的老年人

对于手脚都使不上力的老年人，轮椅在他们的日常生活中就显得极为重要。帮助他们乘坐轮椅是照护人员的必修课。

（1）准备工作

固定好轮椅。

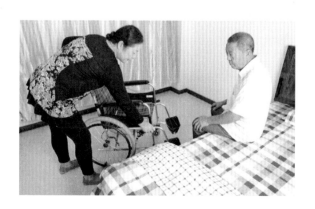

（2）照护步骤

第一步：用左手支撑老年人的肩膀。

第二步：抬起老年人的腿和膝盖，将老年人的臀部移向轮椅。

第三步：让老年人前倾，用右手将老年人的大腿向上抬起，帮助老年人坐到轮椅上。

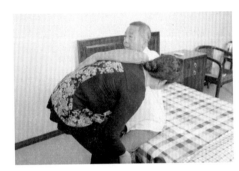
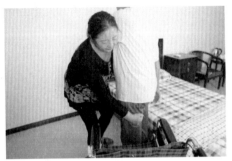
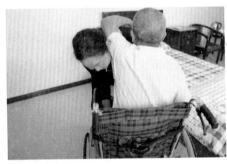
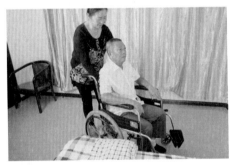

照护小贴士

帮助手脚无力的老年人乘坐轮椅时，要注意确认轮椅是否固定好，前轮方向要向外。

照护小课堂

——使用轮椅的注意事项

注意安全

进出门或遇到障碍物时，勿用轮椅撞门或障碍物（特别是老年人大部分都有骨质疏松症，易受伤）

推轮椅时，嘱咐老年人手扶着轮椅扶手，尽量靠后坐，勿将身体向前倾或自行下车；为免跌倒，必要时可加约束带

推轮椅下坡时速度要慢，老年人的头及背应向后靠，让老年人抓紧扶手，以免发生意外

由于轮椅的前轮较小，在快速行驶时如遇到小障碍物（如小石子、小沟等）易造成轮椅突停，导致轮椅向前倾翻而伤害老年人，因此推轮椅者一定要小心，必要时可采用后拉的方式（因后轮较大，越障碍的能力较强）

注意保暖

天气寒冷时，可将毛毯铺在轮椅座位上，还可用毛毯围在老年人颈部，用别针固定，同时围着两臂，别针固定在腕部，再将上身围好，脱鞋后用毛毯将双下肢和两脚包裹住

观察病情

老年人如有下肢浮肿、溃疡或关节疼痛，可将脚踏板抬起，垫以软枕

检查轮椅

应经常检查轮椅，定时加润滑油，保持轮椅完好备用

2. 手脚力气弱的老年人

（1）准备工作

固定好轮椅。

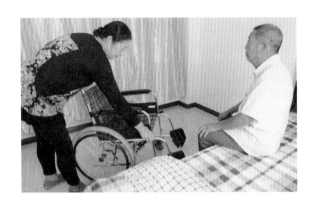

（2）照护步骤

第一步：让老年人靠近床边浅坐，确认老年人的双脚是否很稳地与地面接触。

第二步：照护人员用自己的腿夹住老年人的腿。

第三步：照护人员将手伸到老年人的腋下，胸部贴紧。

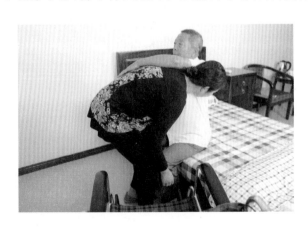

第四步：用左手支撑住老年人的肩胛骨，右手扶住老年人的大腿。

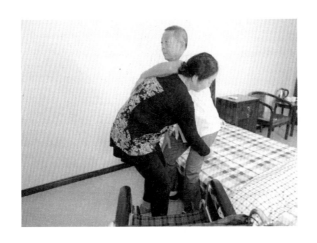

第五步：让老年人前倾，照护人员用右手扶住老年人的大腿，将老年人移到轮椅上。

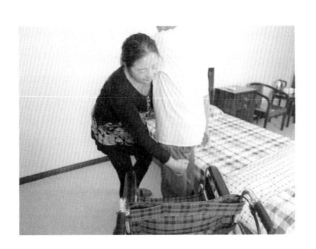

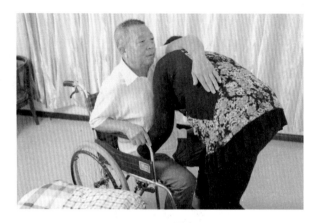

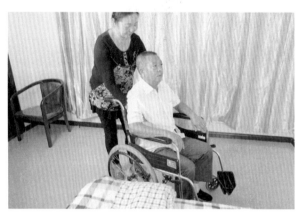

3. 手脚可用力的老年人

（1）准备工作

准备一：把椅子固定好。

准备二：将轮椅和沙发或床的高度调节到一致。

准备三：轮椅的前后轮都要固定好，防止轮椅晃动导致意外发生。

准备四：轮椅与沙发或床之间要空出一定空隙。

（2）照护步骤

第一步：让老年人握住椅子的靠背。

第二步：让老年人将移动方向一侧的腿向轮椅迈出一步。这时要确认老年人是否扶稳椅背，并确认老年人的腿是否站稳。

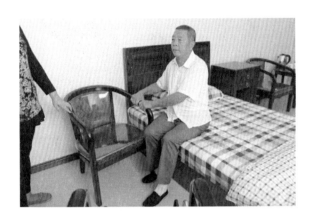

第三步：照护人员用左手护住老年人腹部，帮助老年人站起。

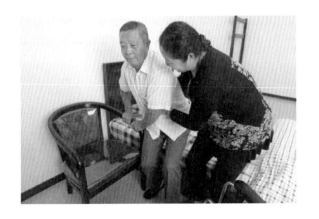

第四步：让老年人身体前倾，照护人员帮助移动老年人的臀部。

第五步：确认老年人站好后，将臀部移动到轮椅上方。

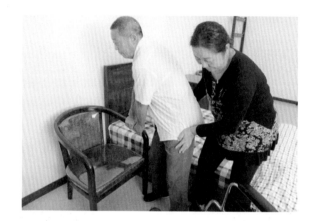

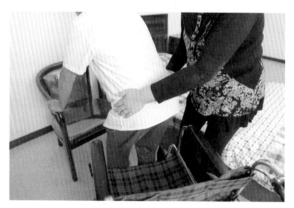

第六步：帮助老年人坐到轮椅上。

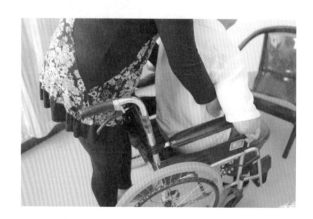

四、在厕所内使用轮椅

1. 从轮椅到坐便器

（1）准备工作

将轮椅停放在坐便器的斜侧位。

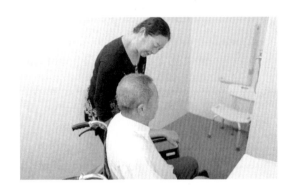

（2）照护步骤

第一步：照护人员把靠近坐便器的脚向前迈一步，用膝盖稳稳地支撑住老年人的膝盖。

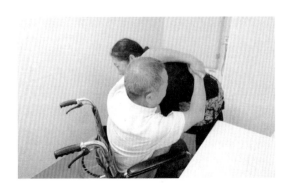

第二步：照护人员将头伸进老年人将要移动一侧的腋下。

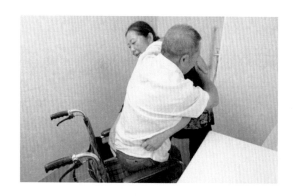

第三步：照护人员用肩部和膝部支撑着让老年人站起来。

第四步：确认老年人完全站起来之后，照护人员脱下老年人的裤子。

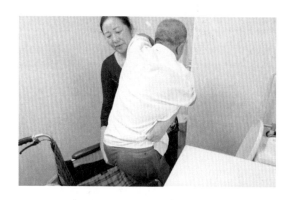

第五步：让老年人坐到坐便器上。

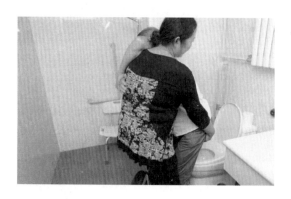

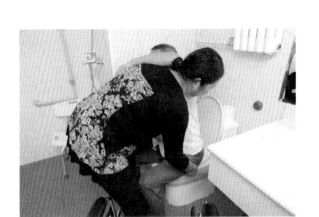

2. 从坐便器到轮椅

（1）准备工作

让老年人浅坐，方便照护人员进行照护。

（2）照护步骤

第一步：擦拭肛门。

第二步：提裤子。

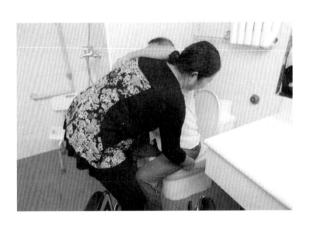

第三步：用膝盖牢牢支撑住老年人的膝盖，把头伸进老年人要移

动一侧的腋下，站起时注意不要碰到墙壁。

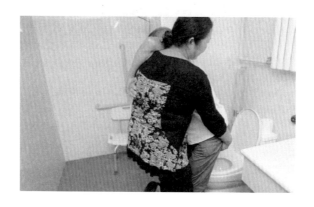

第四步：确认老年人已经站立好后，将其移至轮椅上。

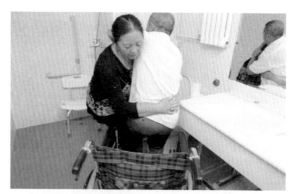

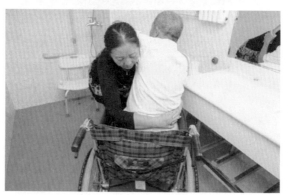

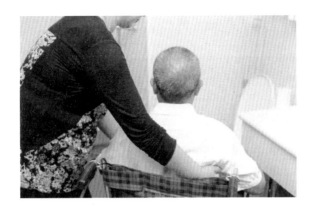

五、上下车

1. 上车

（1）准备工作

向老年人说明情况。

（2）照护步骤

第一步：照护人员把轮椅推到车门附近，打开车门，调整轮椅与座位之间的距离。轮椅到座位的距离大约为 50 厘米。

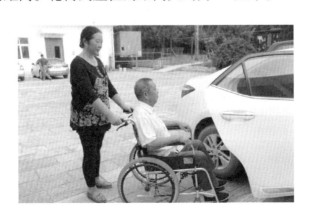

第二步：让老年人稍微弯腰。

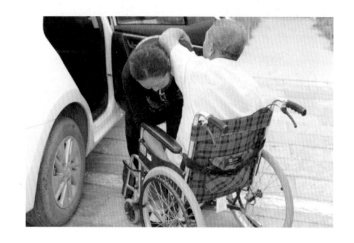

第三步：照护人员屈膝，让老年人身体前倾，并将手搭在俯身的照护人员的背部或腰部，照护人员双手环抱老年人臀部，抬起老年人上身。

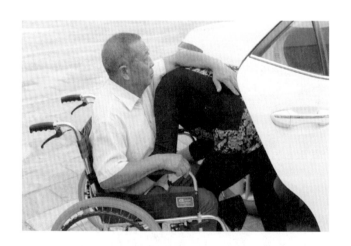

第四步：照护人员站起来之后转身让老年人坐到车上。坐好之后把老年人的两脚抬到车上。

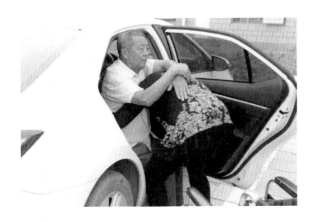

第五步：让老年人身体前倾，调整坐姿。

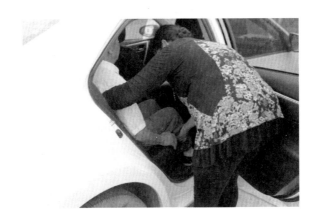

2. 下车

（1）准备工作

向老年人说明情况。

（2）照护步骤

第一步：让老年人转身，将老年人的脚放在车门外。

第二步：让老年人浅坐，之后再让其将脚向前迈出一步。

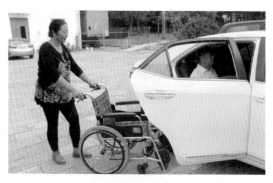

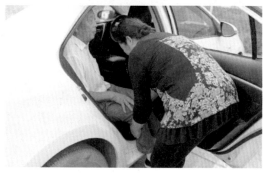

　　第三步：照护人员用右手支撑老年人的肩部，用左手支撑老年人的膝部，让老年人前倾，慢慢地站起来。

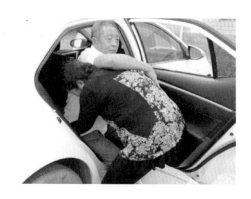

　　第四步：照护人员俯身抱起老年人，让老年人坐到轮椅上，并调整坐姿。

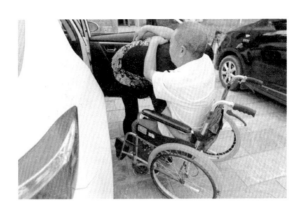

六、上下台阶

1. 上台阶

（1）准备工作

向老年人说明情况。

（2）照护步骤

第一步：把轮椅推到台阶前，注意不要碰到老年人的脚。

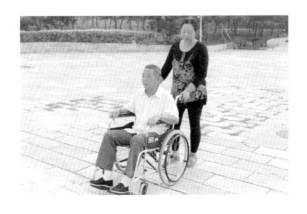

第二步：照护人员用脚蹬住轮椅的踏板。

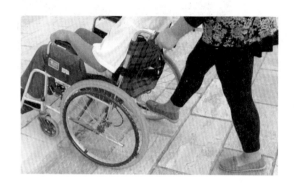

第三步：照护人员抬起轮椅前轮使之稳稳地架在台阶上。

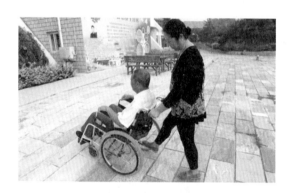

第四步：顺着台阶慢慢地让后轮滚上来。

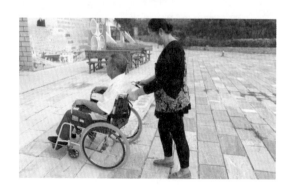

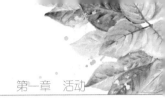

2. 下台阶

（1）准备工作

向老年人说明情况。

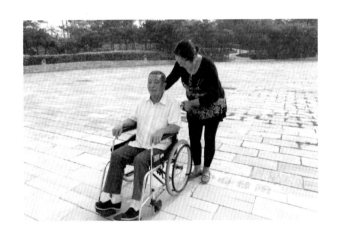

（2）照护步骤

第一步：下台阶时要退着下，顺着台阶慢慢地将后轮滚着放下去。这时，照护人员把重心放在前面，压着轮椅支撑住。

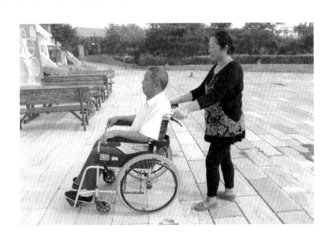

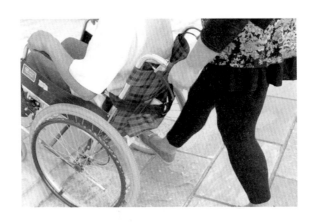

第二步：照护人员用脚蹬着踏板慢慢将前轮放下去。

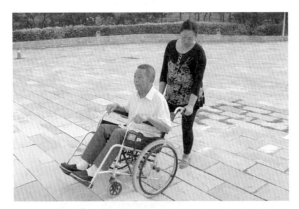

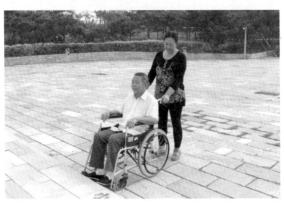

第五节 有关病症的简易护理

一、肌肉挛缩

肌肉挛缩会影响关节的活动度。挛缩的肌肉会固定在某个姿势，呈现畸形且无法伸展。最常见的部位是手指、手腕、手肘、脚趾、脚踝、膝部、颈部、髋部、脊椎。

照护卧床的老年人时，照护人员应定时帮助其翻身，注意将其肢体摆放在适当的位置，同时有必要帮助其进行全身范围的关节运动。照护人员要每天协助老年人下床活动，使用各种辅具来防止老年人出现垂足、垂腕与髋部外旋等症状。

二、体位性低血压

体位性低血压是指老年人站立或改变姿势时血压降低的情形。一般发生在老年人由躺而坐或由坐至站时，老年人会感觉眩晕、软弱、眼冒金星，甚至昏倒。

改变体位时放缓动作有助于预防体位性低血压。先测量老年人的血压、脉搏与呼吸次数，以此作为基准值。协助卧床老年人呈坐卧位，继而坐在床边，最后下床站立，再缓缓步行或移向椅子。每一个姿势，老年人都要停留一会儿，询问老年人是否有眩晕感，并测量生命体征；若老年人未出现症状，且生命体征无改变，则可改变至另一姿势。当老年人移位或用力时，可让老年人张口哈气，切勿屏住呼吸以免增加胸膜腔内压。

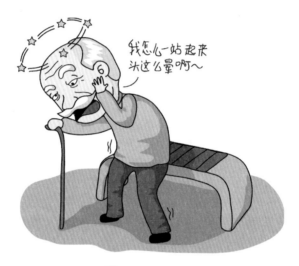

我怎么一站起来头这么晕啊～

体位性低血压

三、肺炎

老年人长期卧床会限制胸部扩张，肺换气减少，且呼吸道分泌物难以咳出，导致二氧化碳滞留造成坠积性肺炎。

照护人员要经常为老年人翻身、拍背，且要提醒老年人深呼吸、咳嗽，这样可预防分泌物滞积在呼吸道，且有利于换气。

四、便秘与排尿困难

老年人长期卧床会影响肠蠕动，出现腹肌无力、膀胱满胀感消失的情况，从而导致大小便排泄障碍。照护人员应协助老年人每日摄取足量的水分与蔬果，养成定时排便的习惯；即使老年人卧床或坐轮椅，也应每天定时协助老年人排便，以防止大小便排泄发生障碍。

五、压疮

压疮是指因皮肤长期受压、组织血液循环受阻，从而引起组织溃疡。长期卧床、固定不动、摩擦、大小便失禁、皮肤卫生不良、虚弱消瘦、营养不良等，都有可能引起压疮。

要想预防压疮，就要做到每 1~2 小时为老年人翻身，协助老年人采取适当的姿势休息，以及正确地移动老年人。

目前压疮的照护方法有许多种。例如，用生理盐水清洁压疮伤口，而非用消毒剂；维持压疮伤口适当的湿润，使用封闭性敷料；避免按摩压疮；避免使用气垫圈及烤灯等。

第二章
运动

第一节 运动的益处

一、运动对于防治心血管系统老年病的作用

研究表明，老年人参加适当的运动锻炼可以促进新陈代谢，改善血液循环，使身体的各个器官充满活力。特别是运动能改善心血管机能，延缓动脉血管硬化，推迟人体的衰老进程。

1. 运动能增加心脏的重量

研究发现，野兔比家兔长寿，野狗也比家狗长寿。这个"长寿秘诀"就在于野兔、野狗经常运动，心脏发育得较重。家兔的心脏重量为2.4克／千克体重，而野兔的心脏是7.7克／千克体重。计算发现，野兔的心脏重量是家兔的3.2倍，野兔的寿命是家兔的3~3.8倍；野狗的心脏重量是家狗的2.2倍，野狗的寿命是家狗的2.1倍。这个研究表明，运动与心脏的重量成正比，心脏的重量与寿命成正比。人的心肌重量增加，必然会增强

心肌的收缩力，增强心脏血液输出量，有利于全身血液循环。

2. 运动可减慢心肌流失速度

肌肉流失是人体衰老的一个重要特征，当然也包括心肌。研究发现，心肌每过 10 年就会出现一次明显萎缩，心肌萎缩后心脏搏动逐渐无力。而如果坚持运动，就可使心肌纤维变得粗大，心肌流失速度会减慢，同时也改善心脏本身的血液供应，为心肌提供更多营养。

3. 运动能使心脏更强壮

心脏的供氧能力从人的 30 岁开始走下坡路，心脏的供血量与供氧量随着年龄的增长而下降。运动可以将这种衰退减少到最低限度，保证心脏和整个循环系统的功能处于良好的状态。运动可以扩张冠状血管，促进侧支循环的形成，改善心肌供血，增强心脏泵血功能。有规律的运动，可以增强心脏功能，保持冠状动脉血流畅通，更好地供给心肌所需的营养，减少罹患心脏病的风险。

4. 运动能使血管"青春永驻"

生命在于运动，循环系统也是如此。美国心脏学会对年轻人（平均年龄 27 岁）与老年运动员（平均年龄 65 岁）进行了比较研究。结果表明，长期有规律的体力活动或运动，不仅能使人的血管内皮细胞避免因年龄增长而老化，甚至能使老年人的血管功能像年轻人一样好。老年运动员血液中自由基的水平与年轻人一样低，而不爱运动的老年人自由基的水平则较高。运动之所以能使人"青春永驻"，在于运动能提高体内的高密度脂蛋白胆固醇水平，即俗称的"好胆固醇"。"好胆固醇"颗粒小、密度高，可自由进出动脉血管壁，能清除沉积在血管壁、引起动脉硬化的低密度脂蛋白胆固醇，使动脉壁免受侵蚀，故又享有"血管的清道夫"之美称。研究资料显示，每天运动半小时，就能起到减肥消脂的作用，提高血管年轻化的程度，减缓变老的速度。

研究发现，人在不运动的时候血管只开放几十条，而在运动的时候，血管能开放上千条。血管开放的好处是使人体血流通畅，高速运转的红细胞可以冲击血管壁，起到冲刷、清洁血管壁和降血压的作用。同时，人在运动时，肌肉、骨骼可以得到足够的力的刺激，从而避免"现代文明病"的侵扰。

5. 运动能使血液变稀

运动为何能使血液变稀？这是在运动过程中改变了心肺和血管功能的结果，使血管管腔变宽、增容，血液容量增加，从而出现血液稀释现象。只有长期坚持运动的人才能产生这种生理过程，才会有这种效果。这种血液变稀，实际上是降低血液黏稠度和减少血液阻力，起到改善微循环的作用。此外，长期坚持适量运动，还能够轻度激活体内纤溶系统，降低血浆纤维蛋白原。因此，运动使血液变稀，可对防止老年人心脑血管疾病的发生起到一定的作用。此外，运动还有辅助降低血压的作用。这是因为在运动时心跳必然会加快，心脏血液搏出量也大大增加，高速运转的血液可以冲击血管，能起到冲刷、清洁血管壁的作用，同时也是对全身血管的"按摩"，使血管壁变软，有较好的降血压作用。

二、运动对于防治呼吸系统老年病的作用

1. 运动能使肺脏年轻

肺功能的强弱和衰老过程密切相关，运动能维持肺部健康，延缓肺组织的衰老，提高肺泡张开率，使肺功能增强。

2. 运动可提高肺活量

随着运动强度的增大，机体为适应代谢的需求，需要消耗更多的氧气和排出更多的二氧化碳，从而使得呼吸加深、加快，因此保持了肺组织的弹性，提高了呼吸肌的收缩力，也增加了肺活量。

从医学意义上讲，肺活量的大小是衡量一个人健康状况和精力的重要标志之一。体育锻炼能保持肺组织的弹性和呼吸肌的力量，推迟肋软骨的钙化，加大胸廓的活动幅度，预防老年人患肺气肿。肺脏的通气功能得到保证，呼吸系统便可更加健全。调查显示，坚持进行体育锻炼的老年人，肺活量均比一般老年人大，因此有利于保持身体的供氧能力。

3. 运动能预防多种肺部疾病的发生

人体在运动时，需要有大量的肌肉参与，呼吸肌的参与必然会加大膈肌上下活动的范围，使胸腔容积达到最大范围的扩展和回缩。人体在运动时，呼吸一次为 10 ~ 15 秒，能吸入 1 000 ~ 1 500 毫升空气，最大限度地利用了肺组织，使中下肺叶的肺泡在换气中得到了健康锻炼；可以改善肺部的血液循环，从而防止肺的纤维化，延缓老化，保持良好的弹性，提高肺活量；可使机体获得充足的氧气，氧气随血液循环而散布到全身，并能满足大脑对氧气的需求，使人精力充沛。由于肺功能增强，无形中增强了肺部免疫细胞对尘埃和病菌的吞噬和清除能力，可有效预防多种肺部疾病的发生。

三、运动对于防治神经系统老年病的作用

运动能够有效防治神经系统老年病。老年人参加适当的体育锻

炼，可以促进新陈代谢，改善血液循环。

1. 运动能减缓脑细胞衰老

有研究认为，脑细胞衰老可能与氧的自由基有关。自由基可使脑细胞组织中的过氧化物增多，影响脑细胞的功能。运动可使人的血液循环加强，流过脑血管的血液量大大增加，从而破坏了自由基的化学活性，保护了脑组织的功能。

2. 运动能提高脑细胞的活力

运动可以提高各种氧化酶系统的作用，促进大脑能量的再合成，有益于大脑神经系统的健康和营养状态的改善，使大脑这部人体的"指挥机器"运转得更好。而保持大脑活动的有效办法是锻炼。首先，多动脑，多做益智活动，对提高脑细胞的活力很有好处；其次，运动是最有效的刺激大脑的方法，不论是哪种有氧代谢运动，都可以保持脑细胞的灵活。

3. 运动能减缓脑萎缩进程

有研究指出，有氧运动可以帮助抑制约开始于40岁的脑萎缩。特别是生理性脑萎缩的病人，每周进行3小时或更长时间的有氧运动后，他们大脑容量中灰色与白色物质有增加的趋势。不过，老年人不宜多做爆发力大的运动。另外，手臂反复做旋转运动，手掌与手指的穴位得到刺激，有利于手部、手臂的经脉气血畅流，并反馈到大脑，也可达到脑保健的作用。

4. 运动是防治老年痴呆的第一利器

运动能预防老年痴呆，且运动时间越长效果越好，这主要是因为运动对维持良好的血液灌注是必需的。有人建议，应将运动当成每天需要吃的"药"，这确实有一定的道理。从国内研究来看，有氧运动比无氧运动效果更好。英国《每日邮报》报道，走路可以降低患老年痴呆的风险。有研究指出，一周锻炼 3 次、每次 20 分钟能大大降低患老年痴呆的风险。有规律的身体锻炼可确保富氧的血液持续稳定地流向大脑，从而降低患上老年痴呆的风险。

5. 运动能使脑细胞生成更多的树突

只要给予大脑足够的锻炼，尤其是受到挑战之后，脑细胞就会长出树突。从 50 岁到 70 岁，大脑关键的信息处理区会有大量树突生长出来。随着树突增多，大脑处理信息的能力就会增强，从而活化了大脑功能。爱好体育锻炼的人在处理信息、注意力集中和头脑敏捷度测试中的成绩超过久坐不动者，其原因是坚持体育锻炼对心血管系统有益，而且有利于大脑的运转。大脑的重量仅占体重的 2%，但是人体消耗的葡萄糖和氧气有 1/4 是大脑消耗的。因此，身体输送的葡萄糖和氧气越多，脑细胞获得的营养就越多。

四、运动对于防治消化系统老年病的作用

运动对全身各个系统、器官都是有益的，当然也包括消化系统。

1. 运动能增强消化系统的功能

运动是加速能量消耗的过程，可促进食物消化。因此，运动有增强消化系统功能的效果。

2. 运动有利于推迟胃肠衰老

经常运动一方面能促进胃肠道蠕动，使分泌的消化液增加，加速营养物质的转化与吸收；另一方面由于运动时呼吸加深，膈肌和腹肌大幅运动，能对消化器官，特别是胃肠功能产生良好的影响。因此，

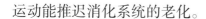

运动能推迟消化系统的老化。

　　饭前和饭后短时间内都不宜运动。患有胃病的老年人，在没有吃饭（尤其是早饭）的情况下最好不要做运动，剧烈运动更不可以，以免导致胃病的复发和恶化；而吃饱饭后也不宜做运动，饭后胃处于消化阶段，马上运动只会加重胃的负担，对病情没有任何益处。专家建议，饭后休息一段时间再做适当的运动，对身心都有好处。

五、运动对于防治内分泌系统老年病的作用

1. 运动诱导生长激素分泌

　　随着年龄的增加，人体内生长素的分泌量会逐步减少。生长素的减少，直接导致免疫力下降，让人步入衰老过程。运动可以诱导生长素的更多分泌，从而增强老年人的免疫力，提高抗病能力。

2. 有规律的运动可以降低血糖

　　运动是糖尿病的一项基础性治疗方式，糖尿病患者通过运动可促进机体胰岛素与细胞膜受体结合，增加代谢。运动既可增加骨骼肌细胞对葡萄糖的消耗，又可降低患者体重。运动还可增强体质，提高机体抵抗力。不能户外活动的年老体弱者，更要注意多参加室内体育锻炼。

　　糖尿病患者体育锻炼要先从短时间的轻微活动开始，然后逐步增加运动量及时间。老年患者不需要进行剧烈的运动，每天可试着步行30分钟，规律的步行能提高胰岛素的敏感性和加强血糖的控制。有的老年人如果终日懒散在家，已经很长时间不从事体育锻炼，可立即开始锻炼，从每日15分钟的步行逐渐增加到每日30分钟的步行，再到

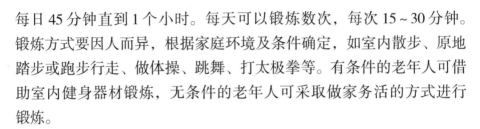

每日45分钟直到1个小时。每天可以锻炼数次，每次15～30分钟。锻炼方式要因人而异，根据家庭环境及条件确定，如室内散步、原地踏步或跑步行走、做体操、跳舞、打太极拳等。有条件的老年人可借助室内健身器材锻炼，无条件的老年人可采取做家务活的方式进行锻炼。

糖尿病患者要想把血糖控制住，不仅要注意饮食，还要通过增加运动量去降低血糖，不让糖留在血液里。肌肉是身体里最大的糖脂代谢库，所以如果肌肉组织相对发达的话，对控制血糖是有好处的。当然，糖尿病患者如果做强度较大的力量训练，就要注意避开急性发作期与因药物作用血糖下降的高峰期。如果体力差，糖尿病患者可以每天拿两个矿泉水瓶装点水，做些轻重量多次数的锻炼。

糖尿病患者不适合在早晨运动。因为早晨通常是人体在一天中血糖最低的时间，再加上空腹，此时运动容易出现低血糖反应，甚至引起低血糖昏迷，尤其是注射胰岛素或口服磺脲类降糖药物的糖尿病患者更要注意。另外，静卧一夜之后，血液的黏度增加，老年糖尿病患者的血管收缩功能差，对气温下降的适应能力较差，容易引起心绞痛、心肌梗死、脑出血、脑血栓等急性情况的发生。

3. 运动可防治骨质疏松症

预防骨质疏松症应该多晒太阳、平衡饮食，但更应该进行运动锻炼。适当的运动可以增强骨骼密度和质量，使骨质疏松的发生减缓，或使其程度减轻。每周进行3～4次、每次30～60分钟的走动或调节运动，有助于骨质的生长与加强。这里所说的运动锻炼，必须有一定的运动量，绝不是一般家居杂务（如扫地、拖地、抹窗等）能够替代的。

近年来，一些科学家对"单纯补钙和维生素D就可以增加骨密度"的观点提出了质疑。有人发现，长期卧床的老年人尽管补充了许多钙或维生素 D，但他们的骨质疏松症照样继续发展。宇航员的饮食中并不缺钙，但他们在失重状态下由于大量丢失钙而造成骨密度下降，需要在返回地球后经过很长一段时间才能逐渐恢复。对此，有关研究认为，提高骨密度，防治骨质疏松，一方面需补充钙质，另一方面钙质必须在负重状态下才能被有效吸收。因此，补钙结合适当的运动是防止骨质疏松最有效的方法。规律而持久的运动能预防和减缓骨质流失，甚至可以强化骨骼的耐受力。

但在运用运动疗法治疗骨质疏松症时，应注意以下事项：一是由于运动主要增加用力部位的骨质，故应有目的、有选择性地对骨质疏松好发部位的相关肌群进行运动训练；二是运动锻炼应循序渐进，逐渐加力，不要超过患者的耐受力；三是以伸展和等长运动为主，少做屈曲和等张运动，对脊柱骨质疏松禁用屈曲和等张运动并兼用负重训练，这样才能收到事半功倍的效果。

六、运动对于防治运动系统老年病的作用

"不练则退"是运动系统功能最重要的特征，如果缺乏锻炼，运动系统的老年病就会接踵而来，人体会明显衰老，生活质量也会大打折扣。如果老年人能加强运动锻炼，就会大大推迟运动系统老年病的到来。

1. 运动能使肌肉丰满而富有弹性

随着年龄的增长，人体每 10 年就会丧失约 2.3 千克的肌肉，而脂肪在同期会增加 4.5 千克左右。因此，为了保持肌肉和脂肪之间的平

衡状态，老年人在不患有严重疾病的前提下，应当进行适当的肌肉力量训练。研究显示，仅仅进行 26 周的力量锻炼，就能从基因层面逆转老龄化的进程。老年人每周至少应有 3 天进行增强肌肉平衡能力和预防跌倒的活动。

运动时，肌肉内丰富的毛细血管网开放数量比安静时多 20～50 倍，这样肌肉就能达到充足的血液供应，营养和氧气的大量增加使肌肉丰满而富有弹性，关节、韧带、肌肉都得到加强，从而使骨骼更强壮。

2. 运动可把肌肉减少的速度放缓

随着年龄的增长，一般 50 岁后人的肌肉活力就会逐年减少，骨骼肌质量平均每年减少 1%～2%，60 岁后更显著，80 岁以上丢失率甚至高达 50%。锻炼是健康的第一要素，没有足够的锻炼就无法保证健康。对于老年人来说，肌肉萎缩是健康的大敌，所以，老年人应加强肌肉锻炼。美国心脏学会提出，65 岁以上的老年人每周应做 2 次 8～10 种的力量锻炼，简单易行的是拿两个装满药水的矿泉水瓶子，可在家里边看电视边做平举、侧举、上举等。另外，专家还指出，平衡训练可以激活小脑，延缓衰老，建议闭眼单腿站立，先在平地上练习，然后在不平的地上练习，也可以打太极拳等。美国有研究显示，如果不去刻意锻炼，30 岁开始人的肌肉便逐年减少，到 75 岁时会消失 50%，这时慢性病想防也防不住了。

3. 运动可强健筋骨，可延缓骨骼的老化进程

经常锻炼的老年人，骨骼的血液供应会得到改善，骨骼物质代谢增强，可防止无机成分的丢失。保持无机成分与有机成分的正常比例，使骨骼的弹性增加，对预防老年性骨折、延缓骨骼的老化进程，有着重要的作用。

体育锻炼有助于保护骨骼，因为在锻炼时对骨骼形成载重压力，从而促使机体分泌有利于骨细胞生长的激素。摔跤是骨折的主要原因，因此通过锻炼来增长力气，保持走路平稳从而防止摔跤也是很重要的。

4. 运动可预防脊柱疾病、关节疾病和骨骼疾病

人要是不运动，或者人体受不到力的刺激或受力不合理，就会得脊柱疾病（主要包括颈椎病、腰椎间盘突出症）、关节疾病（主要包括髌骨软化、股骨头疾病、肩周炎）、骨骼疾病（骨质疏松等）。有些人认为，这些疾病属于退行性疾病，其实主要还是生活方式的问题。人本来应该运动，可有的人却不运动，骨骼、肌肉、韧带长期缺乏力的刺激，钙的流失是惊人的。人体骨骼里钙的含量，会随骨骼本身所受力的状况发生改变。经常受力的骨骼中，钙的含量就相对多；缺乏受力的骨骼中，钙的含量就相对少。总之，一个人长期缺乏运动就会缺钙，因为这是人体的生物力学规律，是自然的法则。

坚持体育锻炼，对骨骼、肌肉、关节和韧带都会产生良好的作用。经常运动可使肌肉保持正常的张力，并通过肌肉活动给骨组织以刺激，促进骨骼中钙的储存，预防骨质疏松。同时，运动也使关节保持较好的灵活性，使韧带保持较佳的弹性。此外，运动还可以增强运动系统的准确性和协调性，保持手脚的灵便，使人能轻松自如、有条不紊地完成各种复杂的动作。

5. 运动可通经活络、畅通气血

人体的躯干和四肢分布着大量的经络和穴位，由于老年人活动减少，就会使经络发生阻滞，进而出现气滞血瘀的一系列症状。运动疗法中的一些体操和功法，可直接按摩、刺激躯体和四肢的经络和

穴位，使经络更加通畅，促进全身气血运行，从而增强机体的抗病能力，调整机体的状态，促进关节的康复。

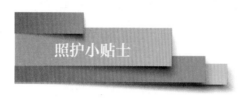
照护小贴士

防治运动系统老年病要抓住重点

1. 关节锻炼重在肩和膝

随着年龄的增长，肩关节及其周围组织会发生老年性退变，所以要尽早对肩关节的功能进行锻炼。锻炼方法以肩关节前后内外摆动法、画圈法和手臂爬墙法为最好。膝关节是一个结构复杂、稳定性差的关节，人们常说，"人老先老腿"，而腿老就是从膝关节开始的。

2. 肌肉锻炼以腰背为先

最佳的腰背部锻炼姿势是面朝下平躺，臀部和骨盆放平，双手置于下颌下，或成支撑姿势，在必要时予以辅助。收紧背部下半部的肌肉，挺起胸部，与地面成30°～35°，坚持一段时间后缓慢下降，然后收紧腰部肌肉，将一侧下肢伸直后缓缓向腰的方向抬起，一侧锻炼后换另一侧。此项锻炼最适合早晚在床上进行。

3. 椎体锻炼为立身之本

椎体腔内含有脊髓，是中枢神经系统的重要组成部分，保护好椎体，是改善中枢神经系统功能的重要措施。为此，在体育锻炼时应注意椎体的活动，增强脊间韧带的柔韧性，保持椎体的灵活性，避免脊柱强直。每天要

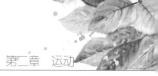

有规律地活动颈、胸、腰、尾椎，尤其是颈、腰椎，可依次做前后、左右屈，左右转动，顺、逆时针方向旋转等颈椎、腰椎活动。幅度由小到大，速度由慢到快，次数适量。

第二节　运动的选择

老年人应根据个人健康情况和所患疾病的不同选择运动锻炼的项目和种类。散步、跑步、做操、跳舞、打太极拳（剑）等都是可供老年人选择的项目。

"饭后走一走，活到九十九"。散步既不需要专门场地也不需要器械，是最简便易行的健身运动方式，对于患肥胖症、高血压、冠心病的老年人和慢性病病人、体弱者来说再合适不过。散步既能促进胃肠功能，也能提高心肺功能，散步与慢跑可随时变换以调整运动量。需要指出的一点是，要学会根据心率掌握适当的运动量。下表是老年人运动后的极限心率和适宜心率，供参考。

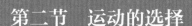 老年人运动后的极限心率和适宜心率

年龄（岁）	55	60	65	70
极限心率（次／分）	145	140	135	130
适宜心率（次／分）	116	112	108	104

老年人运动后出现心悸、头晕、出汗等现象时，应考虑运动量是不是过大。散步可以选择在饭后、早晨或

傍晚进行。散步可采用量速散步法，体质较差的人以每分钟 60 ~ 70 步为宜，体质较好者可每分钟 90 ~ 100 步，持续时间以 30 ~ 60 分钟为宜。也可采用量程散步法，也就是以路程远近为准，如每次固定走 2 ~ 3 公里，以散步后不感到过度疲劳为度。

跑步是全身性的运动，对呼吸、消化、血液循环、运动神经各系统的功能都能起到促进作用，有利于老年人延缓衰老、保持青春活力。坚持跑步的老年人，其肺活量往往比不经常跑步的老年人高出 10% ~ 20%，腿部肌肉和心脏功能都和年轻人近似。跑步可大量消耗热能，使脂肪无法在体内储存，有利于减肥。"夏练三伏，冬练三九"，老年人坚持长年跑步，还能陶冶性情，养成刻苦耐劳和坚忍顽强的意志品质。

照护小贴士

跑步时应注意选择合适的穿着，衣服应不影响跑步时身体的活动，鞋应轻便有弹性，不可穿皮鞋或塑料硬底鞋，以免滑倒摔伤。跑步前要先活动身体，可以先步行一段再起跑，跑步速度和量程要循序渐进，量力而行。跑步时呼吸方法要正确，口鼻并用，呼气要深沉有力，吸气要缓慢均匀。跑后以身体略出汗为宜，夏季要减少跑步距离，防止出汗过多而中暑。

跳舞、健身操、太极拳是不同形式的运动项目，老年人可以根据自己的爱好进行选择。跳舞不仅能够扩大交际、联络感情，还能锻炼肌体，改善体形。老年人经常跳舞可以减少腹部和臀部脂肪的堆积，防止肥胖病。健身操是一项简易的健身活动，一般能活动全身，可简可繁，可快可慢，适合老年人活动。太极拳是我国传统的运动健身项目，打太极拳可使关节灵活，延缓肌力衰退，防止骨骼退行性变化，增强心肺功能，调整新陈代谢，防止失眠，增进消化功能。

按摩也是一种运动。按摩是以中医的脏腑、经络学说为理论基础，采用各种手法，施行物理性刺激，以达到防病、治病的目的。正确的按摩可使皮下毛细血管扩张，血液循环加快，局部营养得到改善。按摩可以通过调节脏腑、神经的功能促进新陈代谢，使老年人健康、长寿。按摩首要注意的是掌握准穴位，按正确手法进行。操作应先轻后重，循序渐进，使局部有舒适的感觉。按摩时还应宽衣松带，肌肉放松，呼吸自然流畅。晨起和入睡前是最佳的按摩时间，只要每日坚持，日久必见功效。

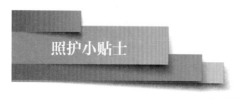

照护小贴士

自我按摩

自己用双手在身体各部位按摩，能促进血液循环，增强新陈代谢。先用两掌心互相摩擦发热，再依次按摩各部位。

额面部：额、面可稍用力摩擦，以振奋精神和减少疲劳，适宜早晨进行。

眼睑部：两眼紧闭，双手分别在眼睑部按摩，可防治头昏、眩晕，并能增进视力。

头顶部：如理发时洗头，以两手手指伸入头发间，来回在头皮上揉动，能振奋神经。

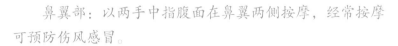

　　鼻翼部：以两手中指腹面在鼻翼两侧按摩，经常按摩可预防伤风感冒。

　　下腹部：以两手手掌按摩下腹部，可治疗腹胀、便秘。

　　腰部：以两手手掌按摩腰部，可治疗腰痛和尿频。

第三节　常见按摩技法

一、抚摩

　　用手掌或指腹贴放在皮肤上，轻轻地来回做直线形、圆形或螺旋形的抚摩动作。

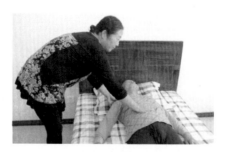

◉ 抚摩胸腹部

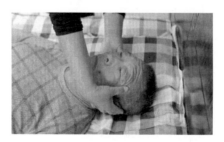

◉ 抚摩头部

二、揉

用手掌或掌根或指腹（拇指腹或四指指腹）贴于皮肤上，轻轻做回旋揉动，也可做与肌纤维纵轴相交的横向移动。

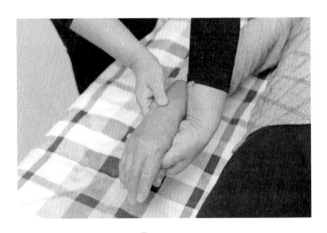

◉ 揉腕部

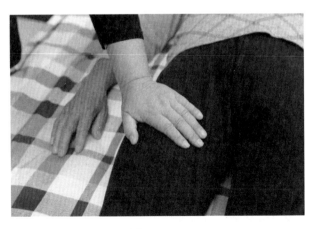

◉ 揉大腿

三、捏

　　手掌自然伸开，四指并拢，拇指外展，手呈钳形，拇指和四指捏着被按摩者肢体，不断地用力做对合动作。操作中移动或不移动都可以，需要注意的是拇指和四指力量要平衡。

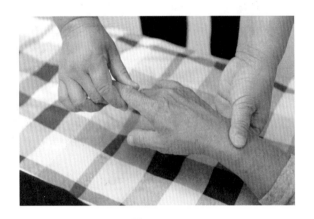

◎ 捏手指

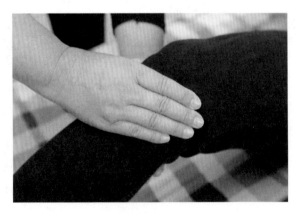

◎ 捏膝部

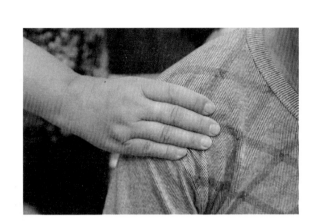

◎ 捏肩部

四、揉捏

手掌自然伸开，四指并拢，拇指外展，手呈钳形，将掌心和各指紧贴于皮肤上，五指和掌心用力，做不移动的揉捏动作，或线形向前移动的揉捏动作，或螺旋形向前移动的揉捏动作。揉捏到一定的距离时，手掌不离开皮肤迅速抽回，如此反复进行。

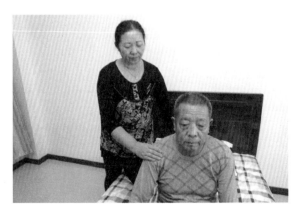

◎ 揉捏肩部

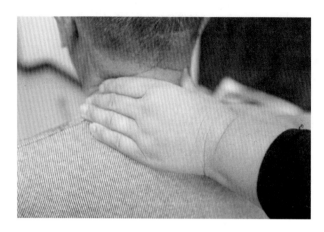

◉ 揉捏颈部

五、搓

两手掌自然伸开，五指并拢，紧贴于皮肤上，相对用力，方向相反，来回搓动肌肉。搓必须用双手进行。

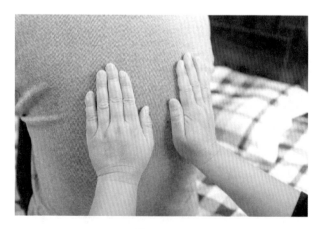

◉ 搓背部

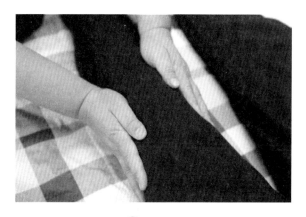

◉ 搓膝部

六、摩擦

　　手掌自然伸开，五指伸直并拢。全掌紧紧贴于皮肤上，做直线形或回旋形摩擦，也可用拇指指腹摩擦。摩擦多用于腰背部和肌肉丰满的部位。

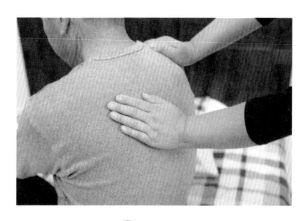

◉ 摩擦背部

七、推压

手掌自然伸开，四指并拢，拇指外展，手呈钳形，以手的掌根和小鱼际肌紧贴于皮肤上，做直线向前的推压动作。可在脊柱上用两拇指成"八"字形，沿脊柱两侧推压。

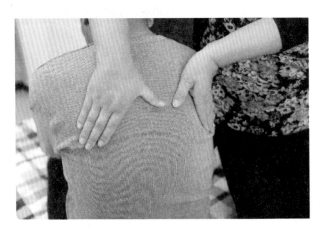

◎ 推压背部

八、摇晃

一手握着老年人关节近端肢体，另一手握着关节远端肢体，做回旋转动或屈伸运动。主要关节的摇晃手法分述如下。

1. 手指及指关节

一手握着手掌，另一手捏着指尖，做屈伸和回旋运动。

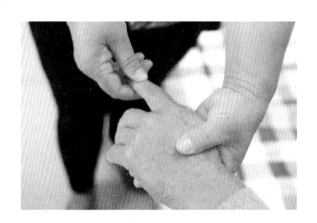

◉ 摇晃手指

2. 腕关节

一手握腕关节上部，另一手捏着老年人的四个手指头，做旋转摇晃。

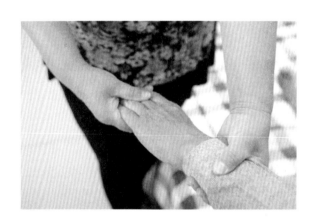

◉ 摇晃腕关节

3. 肘关节

一手握着老年人腕部，另一手托着肘关节后部，然后使前臂旋后，同时屈肘，待屈至一定程度（以老年人不疼为限）后，再伸肘。

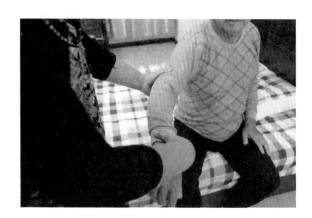

◉ 摇晃肘关节

4. 肩关节

一手握老年人肘部，使手臂伸直，另一手按着近侧肩头以固定，做肩臂的环绕旋转运动。

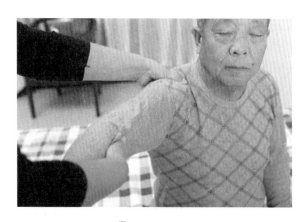

◉ 摇晃肩关节

5. 颈部

一手扶按老年人枕后部，另一手扶托下颌部，轻轻地做左右旋转，或做前俯后仰的屈伸运动。

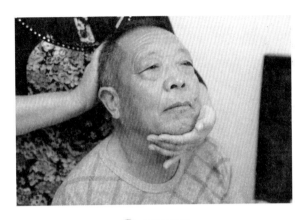

◉ 摇晃颈部

6. 髋关节

一手握老年人踝关节上部，另一手按于膝关节上部，膝关节始终保持屈成锐角，做由内向外或由外向内的运动，使髋关节旋转。

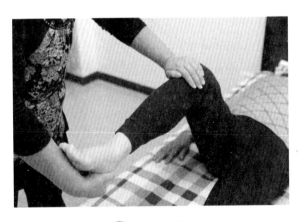

◉ 摇晃髋关节

7. 膝关节

一手握老年人小腿下部，另一手支持膝关节，做向内或向外的摇晃、屈伸运动。

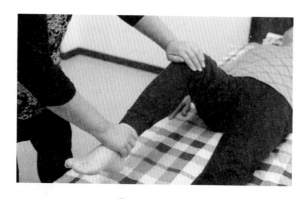

◉ 摇晃膝关节

8. 踝关节

一手握老年人小腿下部，一手握足做旋转运动。

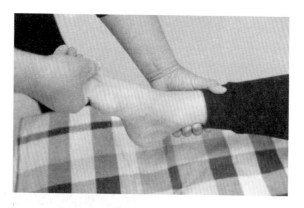

◉ 摇晃踝关节

九、抖动

1. 腕部

两手握老年人腕关节上部，让其手下垂，轻轻地上下抖动。

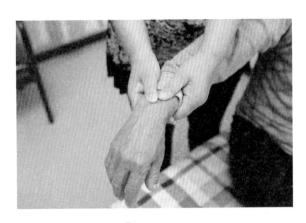

◎ 抖动腕部

2. 肘部

一手握老年人的手，另一手握住肘关节上部，老年人微微屈肘，缓和地做左右或上下方向的抖动。

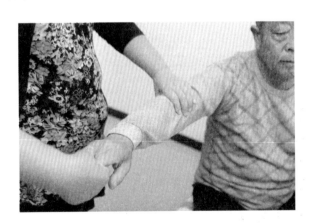

◎ 抖动肘部

3. 肩部

一手按老年人肩部加以固定，另一手握同侧的手，向下牵拉，并轻轻抖动肢体。

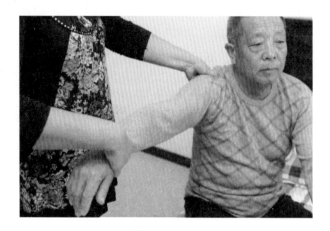

◉ 抖动肩部

十、提弹

　　根据不同部位的不同需要，用拇、食、中三指或拇指与其余四指，将肌肉或肌腱提起，当放开时用手指一弹（似提弹弓弦）。

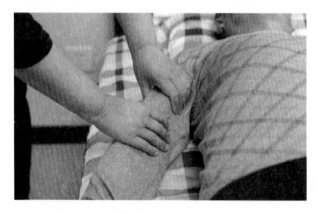

◉ 提弹肱二头肌

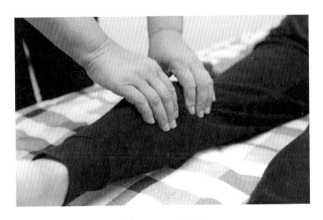

◉ 提弹腓肠肌

十一、震动

一手手掌贴于老年人皮肤上，另一手握空拳，有节奏地击打贴于皮肤上的手背。

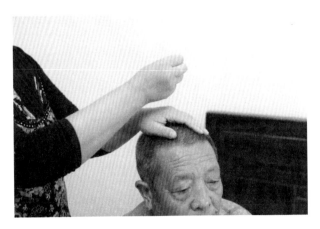

◉ 震动头部

十二、叩击

叩击是用手指指尖或握成空拳叩击肌肉的一种按摩手法。根据手形的不同，可以分为以下五种。

1. 空拳盖击

各指向拳心屈曲，呈空拳状，用各指节指背和掌根叩击肌肉。

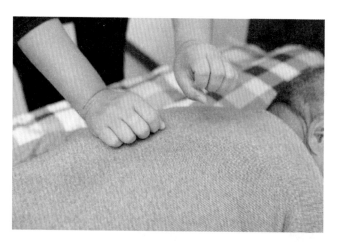

◉ 空拳盖击

2. 空拳竖击

手握成空拳状，与盖击手法类似，但在叩击肌肉时，是用手的侧面（小指侧）锤击，与肌肉接触面较空拳盖击小，振动组织较深而重。

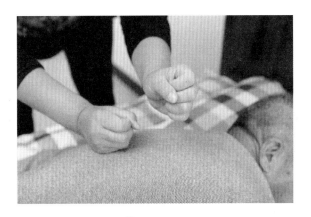

◉ 空拳竖击

3. 指尖叩击

　　各指略微分开，微屈手指指关节，用指尖叩击。指尖叩击主要用于叩击头部。

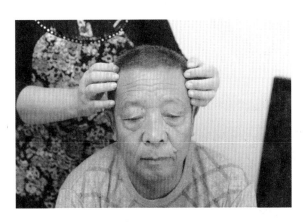

◉ 指尖叩击

4. 掌侧击

　　两手各指伸直，并自然地微微分开，以手的侧方（小指侧）叩击肌肉。侧击颈部时，应以小指外侧叩击，抛腕用力，动作宜轻快。而侧击其他部位如肩、腰、腿时，可用小鱼际肌叩击，以肘关节带动前臂，腕关节不锁死，动作幅度较大，好似"剁肉馅"一般。

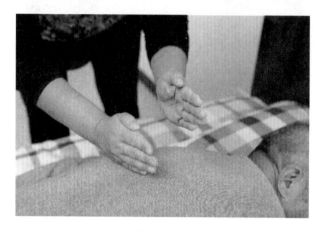

◉ 掌侧击

5. 拍击

以手指或手掌在肢体上做有节律的轻轻拍击动作，用单手或双手操作均可。

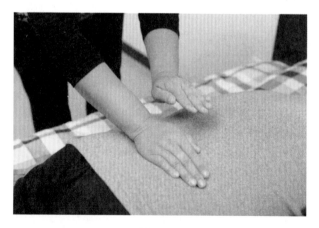

◉ 拍击

十三、按压

用掌根或掌心紧紧地贴在肌肤上，用较大的力量向下按压，单手或双手重叠操作。

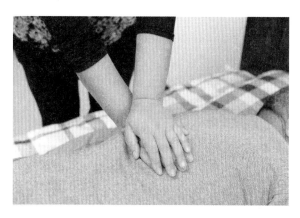

◎ 按压背部

照护小贴士

照护人员可按照上述手法适当地帮助老年人活动筋骨，但当老年人出现不适需要通过按摩协助治疗时，一定要请专业的按摩师为老年人按摩，以免由于按摩手法不专业而延误治疗，甚至导致老年人症状恶化。

第四节　运动障碍

一、导致运动障碍的因素

1. 疾病因素

神经病变、钾离子缺乏、先天性髋关节脱位、关节炎、关节挛缩、肌肉萎缩等可引起老年人肌肉无力、构造缺陷及关节活动范围的受限，从而导致运动障碍。

2. 治疗因素

治疗原因也可导致老年人无法活动。例如，患急性心肌梗死后医生要求老年人完全卧床休息，或者老年人做牵引、打上石膏、做眼部手术、患静脉炎、不会使用拐杖等，都会引起老年人的运动障碍。

3. 心理因素

手术后，有的老年人会因害怕疼痛而不敢动；患精神分裂症的老年人，在僵直时期也会出现不动现象。一般而言，忧郁、沮丧、冷漠或无助会使一个人失去运动的渴望；虽然有运动能力，但没有动机去做。如果老年人的运动障碍并非因身体状况或药物作用引起，应到精神科就诊。

4. 环境因素

老年人对周围环境不熟悉而不敢下床活动，或者因为老年人身上连接某些设备而无法自由下床活动，都会引起运动障碍。

二、运动障碍的级别

第一级：需要使用设备或用具。

第二级：需要他人的帮助。

第三级：需要他人的帮助并使用辅具。

第四级：完全依赖他人。

第五节　相关辅具的使用

一、手杖使用

1. 目的

协助一侧下肢无力或功能障碍的老年人离床活动。

2. 准备工作

准备一：准备手杖。

准备二：检查手杖有无损坏，手杖胶头是否完好。

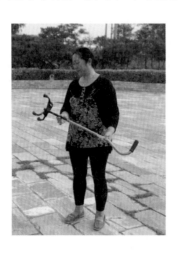

3. 步骤

第一步：向老年人解释，调整手杖高度。

第二步：使用手杖。让老年人站立，手杖置于健侧上肢。让老年人重心在健侧上，手杖向前挂出一步，患侧向前迈出一步，重心转移到患侧与手杖上，健侧跟上。遵循"手杖、患侧、健侧"的顺序前行。

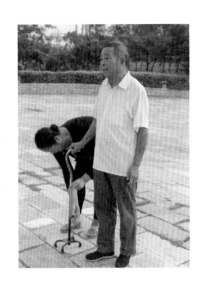

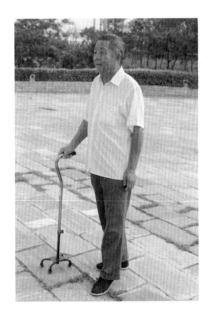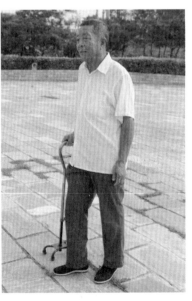

第三步：上楼梯时，将手杖放在上一个台阶上，健侧先上，患侧后上。

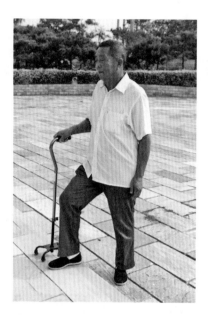 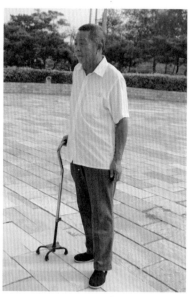

第四步：下楼梯时，将手杖先放在下一个台阶上，患侧先下，健侧后下。

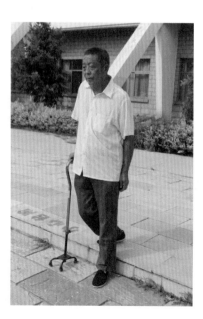 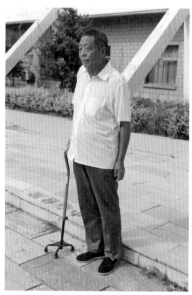

照护小贴士

1. 一定要选择合适的手杖。

2. 先移动手杖，调整好重心后再移动脚步。

3. 高龄老年人在行走时鼓励其使用手杖。

4. 老年人未熟练使用前，应有人扶持或陪伴，防止跌倒。

5. 必要时，照护人员可站在老年人患侧，指导练习，给予帮助。

二、腋杖使用

1. 目的

协助一侧下肢无力或功能障碍的老年人离床活动。

2. 准备工作

准备一：准备腋杖。

准备二：检查腋杖胶垫和胶头是否完好。

3. 步骤

第一步：向老年人解释。调整腋杖高度，站立时腋杖胶垫离腋下 2~3 厘米，两手按手柄前臂与腋杖约成 30°。

第二步：借助腋杖步行时，患脚在前，健脚在后。

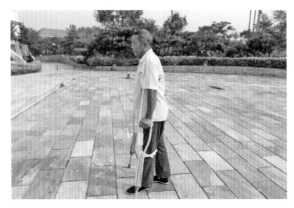

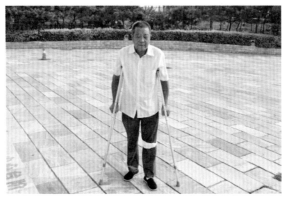

第三步：上楼梯时，健脚先上，然后患脚与左右腋杖同时上。

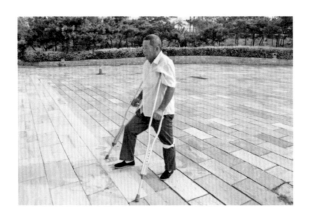

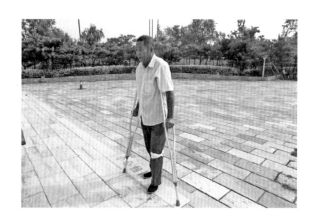

第四步：下楼梯时，两腋杖同时先下，患脚下移，健脚跟上。

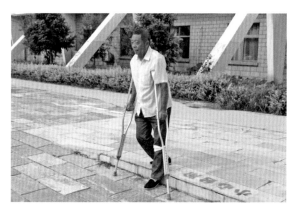

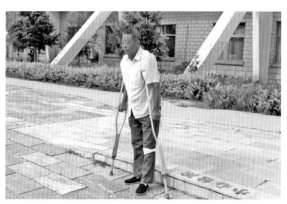

照护小贴士

1. 腋杖适用于身体情况较好且上肢力量良好的老年人。

2. 使用腋杖时要用手臂支撑身体的重量，上端接触腋窝部位要有胶垫，避免用腋窝支撑重量。

3. 在患脚不能着地的情况下，使用双侧腋杖同时放前一步，患脚腾空，健脚跟上。

4. 腋杖胶头要保持完好，避免滑倒。

5. 老年人未熟练使用前，照护人员应扶持或陪伴老年人，防止跌倒。

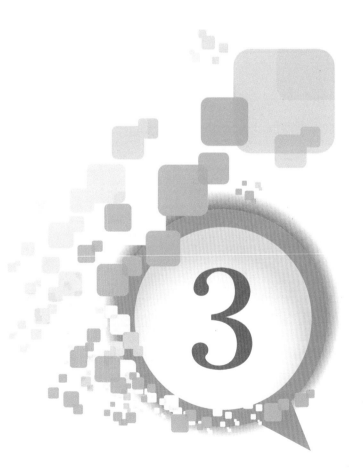

第三章
娱乐

第一节 体育娱乐

一、适合老年人的体育娱乐项目

适合老年人参加的体育娱乐项目应是运动量不大、活动不剧烈、对抗性较弱、娱乐性较强、技术要求不高、动静结合、简单易行、人人能玩的项目。

1. 球类运动

老年人身体机能下降，骨质疏松，反应相对较缓慢，进行剧烈抢夺时如果身体发生碰撞，容易造成伤害，带来不可估量的后果。因此，很多球类运动适合老年人参加，如羽毛球、保龄球、高尔夫

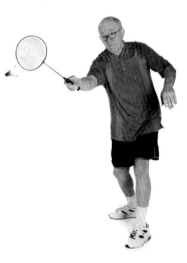

● 球类运动

球、乒乓球、网球、台球等。这些球类运动有一个共同的特征，就是竞赛规则规定比赛双方不能有肢体接触，队友之间轮流上场，不会发生身体上的碰撞。但在进行这些不会出现身体碰撞的球类运动时，老年人也不能长时间地活动。若是不注意赛间休息，甚至可能会引起过度疲劳。安全适度，是老年人做任何运动所必须遵循的原则。

2. 游泳

与其他运动相比，游泳具有其独特的优点。游泳时人浮在水面上，人的重量只相当于自己体重的 1/10。因为水的浮力抵消了内脏承受的重力，内脏、肢体及其所有的关节都能够得到舒展，不用担心运动会给骨骼、韧带、关节带来损伤。对于容易患关节疾病的老年人来说，这是一项适宜的健身娱乐项目。

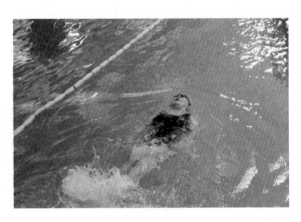

游泳

（1）游泳能够增强心血管系统的功能

游泳时，克服的是水的阻力而不是人的重力，水的作用使肢体血液更容易回流到心脏，使心肌收缩有力，输出血量增加，使血液里的脂肪酶增加，加速胆固醇分解，减少血管管壁沉积物。整个血液循环系统改善，血管弹性提高，对于减轻动脉硬化症状和预防心血管疾病十分有利。

（2）游泳能够加强呼吸器官机能

由于水的密度比空气密度大 800 多倍，游泳时呼吸肌要克服水的压力，增加呼吸深度，因此能够增大肺活量，改善肺的呼吸功能，这有利于减少呼吸系统疾病的发生。

（3）游泳能预防和改善骨质疏松、关节疾病

人处于游泳状态时，水使人体关节处产生机械应力，让全身骨骼处于积极的活动状态，从而使血液中的钙进入骨中，能有效预防骨质疏松。游泳运动中，由于骨骼肌得到有效锻炼，而富有弹性的骨骼肌能很好地保护关节和骨骼，从而可改善骨关节疾病，降低骨折的风险。

（4）游泳能够防治慢性病

近些年来，"水中疗法"成为游泳运动的新招牌。一些医生认为，游泳可作为一种防治慢性病的手段，用于治疗肺气肿、冠心病、高血压、神经衰弱等症，并已见成效。此外，游泳对神经衰弱患者摆脱失眠的痛苦、改善或预防静脉曲张、防治肥胖等诸多慢性病，也均有良好的效果。

3. 太极剑

太极剑是在太极拳的基础上发展而来的，它融合了太极拳的基本功和剑术套路，其基本要领与太极拳是一致的，但又有其独特的要求。

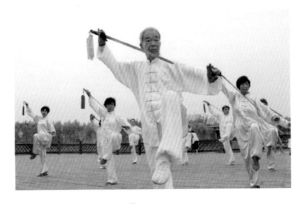

● 太极剑

　　练太极剑时，要求周身轻松，运行灵活，圆转自如，身法与剑法协调一致，以意识引导动作，使动作变得敏捷轻巧、刚柔相济，逐渐做到轻灵柔顺而不流于漂浮，沉着而不陷于重滞。太极剑重视眼法，要求做到眼、手、剑三者相随。眼要有神，视线要随着剑指、剑尖与剑锋转动，并逐渐达到精、气、神与身、手、剑内外合一。握剑的手要轻柔灵活，以运转自如为原则。握剑是以拇指、食指、中指三指为主，其余两指为辅。掌心要含虚，不可捏实。

　　太极剑中螺旋式的圆形动作，使全身各部分肌肉群和各关节都参与活动。长期演练，能使肌肉丰满而又有弹性，关节柔韧圆滑而灵活。

　　老年人练习太极剑时的着装，应以宽大、方便运动为主。

4. 踢毽子

　　踢毽子是我国民间流传很广的传统体育娱乐活动项目，起源于汉代，在南北朝和隋唐时期尤为盛行。

　　踢毽子不需要专门的场地，形式灵活，踢法多样，有单人踢，有多人踢，有表演也有比赛，是男女老少皆宜的一项娱乐活动。

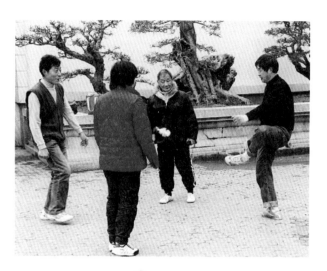

● 踢毽子

照护小贴士

　　踢毽子对锻炼人的眼、脑、神经系统和四肢的支配能力有特殊的效果。它主要以下肢的盘、磕、拐、蹦、落等动作来完成，抬腿、跳跃、屈体、转身等动作使脚、腿、腰、颈、眼等身体各部分得到充分运动。其最显著的特点在于，踢毽子的动作可以让人体的关节得到横向摆动，带动了人体最为迟钝的部位，从而大大提高了各个关节的柔韧性和身体的灵活性。踢毽子要求技术动作准确，使毽子在空中飞舞而不能落地，每种动作须在瞬间完成，这时大脑高度集中，心神专一，从而可排除杂念，使踢毽者感到身心舒畅，充满活力。

踢毽子的技术主要包括脚内侧踢法、脚外侧踢法、脚尖踢法和双脚交叉跳踢法等，其中双脚交叉跳踢法比较复杂，技术难度高，老年人初学时不宜学此方法。

| 踢毽子最基本的动作 | 1 | 抬腿的同时，还要膝关节向外展，踝关节向里翻，使脚内侧成水平 |
| | 2 | 用足弓内侧部位去踢毽子（这个动作看似简单，但是初学者往往脚内翻达不到水平的位置，容易把毽子踢飞） |

照护小贴士

老年人初学踢毽子时，一定要先活动踝关节，多练习膝关节和踝关节的内外展动，把相关的韧带充分拉伸，这样不管内踢还是外踢，都能使脚和落下的毽子保持在垂直的角度，不把毽子踢飞。常言道，"熟能生巧"，只要多练习、多钻研，老年人可以与青年人一样，掌握多种踢法，使小小的毽子随着脚步上下左右飞舞。

踢毽子的方式花样繁多，有旋转踢、脚尖和膝盖交替踢、远吊、近吊、高吊、前踢和后勾，还可用头、肩、背、胸、腹代足接毽等花样。老年人踢毽子以健身为目的，不必强调难度过高的花样，以防腿脚扭伤。

5. 抖空竹

空竹以竹或木为材料制成，因其中空而得名。抖空竹是我国一项民间杂技活动，早在三国时期就已经盛行。抖空竹集健身娱乐、表演

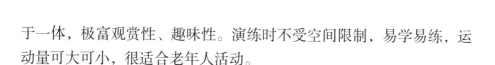

于一体，极富观赏性、趣味性。演练时不受空间限制，易学易练，运动量可大可小，很适合老年人活动。

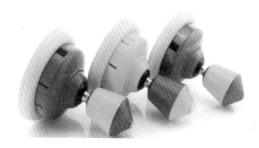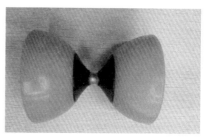

空竹

要想准确地完成抖空竹的动作，不仅要靠双臂的协调配合，而且还需要一定的力量和技巧。长期抖空竹可以提高老年人的反应能力、敏捷性，对老年多发病如肩周炎、颈椎病、高血压、动脉硬化等有较好的辅助疗效。

抖空竹需要一定的技巧，初学者应该先从抖双头空竹开始，然后再学抖单头空竹。掌握好基本功之后，再增加难度做花样招式。

初学者抖空竹时，常出现空竹转动不稳、抖动掉地或拉绳缠绕等现象。这主要是由于拉绳的拉引力量不均衡、左右手用力不协调而引起的。初学者可先采用转动身体的方法，力争使身体、空竹、拉绳三个面处于平行状态，这样可以避免出现空竹倾斜现象。如果空竹向外倾斜，主力手就向内拉引，如果空竹向内倾斜，主力手则向外拉引，使空竹稳定平衡转动。学会抖空竹并不难，只要掌握好主力手发力、辅助手放送的动作，就能控制好空竹进行各种花样的表演。

6. 健步走

健步走是介于散步和竞走之间的一种健身运动。它比散步有效，比跑步安全。健步走可增进大脑、心脏、肺部、骨骼、肠胃的健康，是一项很好的养生运动。健步走的姿势是在自然行走的基础上，躯干伸直，收腹、挺胸、抬头，随走步速度的加快，肘关节自然弯曲，以肩关节为轴自然前后摆臂，同时膝盖朝前，脚跟先着地，再过渡到脚掌，然后推离地面。健步走时，上下肢应协调运动，并配合深而均匀的呼吸。

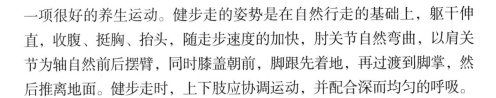

照护小课堂

——健步走的要领

走路速度	慢步走：速度为 70～90 步 / 分钟 (3～4 公里 / 小时)，适合作为快步走前的热身活动 (5～10 分钟)，或年龄大、体力差者的初期锻炼内容 (20～30 分钟)
	中速走：速度为 90～120 步 / 分钟 (4～5 公里 / 小时)
	快步走：速度为 120～140 步 / 分钟 (5.5～6 公里 / 小时)。快步走是健步走的主要内容，适合于大多数人
	极快速走：速度为 140 步以上 / 分钟 (超过 6.5 公里 / 小时)
持续时间	通常认为，每天应坚持健步走 30～60 分钟，3～5 公里，5 000～8 000 步，可视身体情况分多次进行。研究发现，对于大多数人而言，只有高于 120 步 / 分钟的健步走，对身体才有明显的锻炼效果。快走还可以防中风，坚持每天快走 30 分钟，既能达到强身健体的良好效果，又能有效提高人体的心肺功能

准备工作	选一双合脚的软底运动鞋，专门的跑鞋更好，这样可缓冲脚底的压力，以防止平时不太运动的关节受到伤害
	选一条合适的路线，可以是公园小径、学校操场、住所附近，甚至于上下班的途经小路。在运动中人体耗氧量会增加，如空气不好，甚至有废气、病毒等污染，反而会使运动效果适得其反。所以，运动路线必须人流量少、通风、空气好，最好两侧有绿植，离汽车道路越远越好
	准备一壶清茶，可适当加些糖、盐，因为清茶能生津止渴，糖、盐可以防止流汗过多而引起体内的电解质平衡失调

7. 怪走

怪走是指以多种姿势进行行走运动，对祛病延年、养生健身大有裨益。

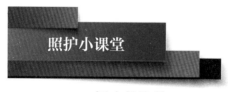

照护小课堂

——怪走的姿势

脚尖行走	提起足跟用脚尖走路，可使脚心与小腿后侧的屈肌群紧张度增强，有利于三阴经的疏通

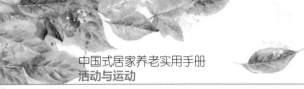

脚跟行走	身体自然直立，头端正，下颌内收，目平视，上体稍前倾，臀部微翘，两脚成平夹角90°外展，两脚脚尖翘起，直膝，依次左右脚向前迈进，或依次左右脚向后倒走，两臂自由随之摆动
	进三退二，动作要求和要点与前相同，向前走三步后退二步，也可以左右走，或前后左右走。此运动于室内、室外均可进行
内八字行走	一般人行走多为外八字或直线前进，如改为内八字行走，可消除疲劳
倒退行走	倒行时全身放松，膝关节不屈，两臂前后自由摆动。倒行可刺激不常活动的肌肉，促进血液循环。另外，倒行还可防治脑萎缩，对于腰腿痛有显著疗效
两侧行走	先向右侧移动几十步，再向左侧移动几十步，具有预防神经失调的作用
爬行运动	徐徐下蹲，两手着地，背于地面略成平行，手爬脚蹬，缓缓前进。此运动可增加头部供血量，减少心脏负担，对颈椎病、腰腿痛、下肢静脉曲张等多种疾病有疗效

老年人如能将怪走运动灵活运用，不但能使身体气血流畅，增强体力，改善生理功能，而且能不断提高免疫功能。

8. 原地踏步

人上了年纪肺活量就会下降，有时候爬楼梯都会气喘吁吁。虽然运动能增加肺活量，但是有些运动又不适合老年人锻炼。原地踏步是老年人可以选择的好项目，既可弥补户外活动的不足，又能达到与户外步行锻炼一样增加肺活量的效果。

原地踏步是轻微运动量里非常有助于增加肺活量的运动。只要配合正确的呼吸方法，慢走 30 分钟以后，身体各部位的含氧量就会明显增加。长期坚持原地踏步，可使心跳变慢而有力，心肌的韧性与强度增加，从而减少心肌梗死和心脏衰竭的发生概率。长期坚持还能增加能量的消耗，促进多余脂肪的利用，增强肌肉力量，使机体脂肪、肌肉的比例更为合理，同时可减少糖尿病、肥胖症引起的一系列老年病。

在踏步的同时，两手旋转按摩腹部，每走一步按摩一圈，顺时针方向和逆时针方向交替进行，可以增强胃肠道功能，适用于患胃肠道疾病的老年人。

9. 踏石走

我们的祖先很早就发现走路锻炼能够起到奇妙的保健作用，因此古人把"护脚"作为养生的一种重要方法。赤脚在鹅卵石上走就是一种很好的"护脚"方式。

踏石走，特别是有节奏地踩踏，可以使联系五脏六腑的穴位得到相应的刺激，从而达到经络畅通、血行通达、身体内环境高度和谐的效果。中医有"通则不痛，痛则不通"之说，坚持踏石走可以舒展肢体，使肌肉富有弹性，体态变得优美。踏石走还可以改善睡眠，增加食欲，使身体变得轻便，保持血压正常。

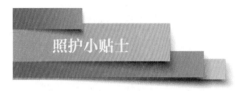

照护小贴士

踏石走的注意事项

踏石走对于男女老幼都是很适合的,一般可在早晨和晚上进行锻炼,每次20~30分钟。开始走时要慢,注意全脚着地,以利于脚底与鹅卵石充分接触。在行走时大腿要比正常走抬得高一些,前脚踏稳之后,后脚再蹬石离地。随着锻炼水平的提高,可渐渐加快走步的速度和加大踏地的力度。长期锻炼以后,还可以在鹅卵石上进行跳跃等动作,效果会更加理想。但是,老年人在踏石走时一定要注意安全,量力而行。

10. 弹着走

抬头挺胸,双臂随走步一前一后摆动。前臂摆动到胸前,后臂尽量向后摆动,迈出一只脚,脚掌与脚趾用力绷紧,加重前脚掌和脚趾蹬地的力量,落地时脚后跟先着地,然后脚掌、脚趾按顺序依次着地。在这只脚脚趾落地的瞬间,发力迈出另一只脚,感觉身体向上"弹"。

弹着走这种锻炼方法强化了脚部肌肉的弹性和足部骨骼的质量,延缓了脚弓的退化,对足跟康复有一定帮助。

11. 大声朗读

朗读首先是一种心理调节的良好手段。有研究表明,人在大声朗读的过程中,大脑皮层的抑制和兴奋过程达到相对平衡,血流量与神经功能调节会处于良好状态,心情也会感到愉快;而愉悦的情绪会对血压产生正向调节作用。

同时，大声朗读还有锻炼肺功能的作用，这与临床上医生让患者吹气球来锻炼肺活量的方法类似，是一种很好的保健方法。朗读时我们常常会不自觉地做腹式呼吸，使膈肌的活动范围增加，调节肺通气量，使胸廓得到最大的扩张，让更多的氧气进入肺部，改善心肺功能。

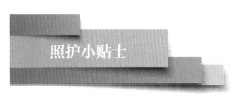

照护小贴士

朗读内容的选择

朗读最好选千字以上、长句较多的文章，如抒情散文、叙事诗等。朗读时稍稍束紧腰部，松紧程度以能顺畅发声为宜。朗读时声情并茂，更有利于腹式呼吸。时间以20分钟左右为宜，相当于一次有益的有氧运动。

12. 旋健身球

用手掌旋球健身，在我国已有500多年的历史，后称为"健身球"。健身球分为核桃球、木球、大理石球、空心铁球、实心铁球等。在手掌旋球，一般是一对的，也有3个的。常玩健身球有很多好处。

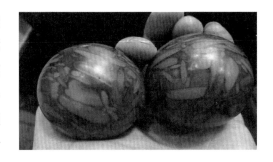

● 健身球

（1）通经活血

中医认为，养生、抗衰老之道重在"通其经络、调其气血"。老年人平时携带一对健身球在手中转动把玩，既锻炼了手指的灵活性，又可对手掌的经络、穴位进行良好的刺激、按摩。健身球在掌内旋转，可不断刺激相应经络和穴位，增强内脏器官功能，可以防治头痛、失眠、高血压、脑血栓后遗症、上肢关节炎、失眠、冻疮、便秘、更年期综合征、冠心病、消化不良、颈椎病、肩周炎、末梢神经炎、手部麻木痉挛、指腕部关节炎等老年人常见病。

（2）保护心脏

俗话说，"十指连心"，平时有意识地加强双手十指的运动，有助于增强心肌收缩力和改善心脏冠状动脉血流量。据观察，常玩健身球的老年人，很少患心脏病。而已患有心脏病的老年人，若能及早进行健身球锻炼，则不失为一项好的康复措施。

（3）健脑益智

手的五个指尖属于额窦区，手掌旋球要靠五指拨弄，指尖不断使力接触球，减少了血液滞流现象，对头部的神经中枢和血液循环有好处，还可刺激头脑，使其功能发达，健脑益智。

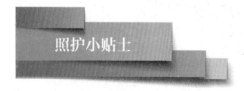

照护小贴士

旋健身球的注意事项

刚练习时用轻球，开始时五指拨弄可能不灵活，但只要坚持练，球在掌心就能越转越快，五指会变得越来越灵活。灵活后，要根据自己手掌的大小，选能覆盖手掌的双

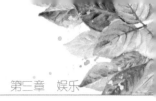

球，这样能接触更多的穴位。重量要逐渐增加，在手掌旋转球时，除了五指不停地运动外，手臂也会跟着运动，旋转重球能增加臂力。

旋球时，站着、走着、坐着都可以，两手交换旋转，只要坚持不懈，不仅能强身健脑，还能防治疾病。

13. 练手指

大脑的灵活性与手部的运动有着密切的关系。研究发现，对于脑萎缩的病人，其手指的灵活协调性大为降低。相反，经常利用手指从事灵巧、精细动作的人，则较少发生脑萎缩和老年痴呆。实践证明，多动手、勤练手指就能锻炼大脑，有助于延缓大脑衰老。

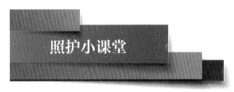

——练手指的具体方法

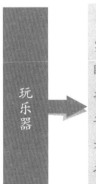

弹琴可以比喻为"大脑在慢跑"。已有科学研究证实，坚持弹琴能有效缓解大脑衰老。弹琴时，我们的眼睛要看乐谱，大脑则根据乐谱内容向手指发出指令，指挥手指做出极复杂且快速灵巧的动作。手、眼、脑之间默契的配合，对于大脑来说，是一种绝佳的锻炼。老年人可以结合自己的爱好和实际情况，经常弹钢琴、拉二胡、吹笛子等，这对防止脑衰老、记忆力减退都极为有利

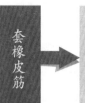套橡皮筋	在食指和中指上套上一根橡皮筋，使橡皮筋成"8"字形，然后用拇指把橡皮筋移套到无名指上，并保持"8"字形。依次类推，直到套到小指上之后再返回，反复进行，对大脑有良好的刺激作用
捏握健身圈	最好选用表面有颗粒状突起的以硬橡胶制成的健身圈。捏握健身圈可以锻炼手部肌肉，活动关节，并且通过五指捏握圈上的颗粒突起可进一步刺激手部穴位，这对促进脑部供血通畅、消除大脑疲劳、增强思维能力有良好效果
剪纸	剪纸过程需要反复构思，手指还要配合精细的剪裁动作。这项活动不仅锻炼了大脑，调适了情绪，还能丰富老年人的文娱生活
打算盘	专家认为，在健脑益智方面，算盘是一种行之有效的工具，它能充分锻炼手指，从而刺激大脑
编织	老年人爱为孩子们打毛衣，这其实也是一种健身运动。编织时，手指会不停地运动，给大脑以兴奋刺激，而织出的花样也在大脑中形成艺术美的感官刺激

14. 蹲起

蹲起运动对心脏有较好的强健保护作用。研究发现，经常蹲起，腹部、胸部、腿部的肌肉都得到了最大限度的挤压。通过双腿肌肉对血管的挤压作用，静脉血液能够加快回流，站起来时，双腿肌肉放松，动脉血又快速流入原来被挤压的下肢血管里，这样一蹲一起、肌肉一紧一松，相当于为血液循环增加了一股动力，可以减轻心脏的负担。

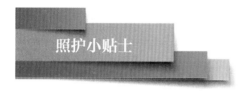

照护小贴士

练习蹲起的方法

练习蹲起时，先做下肢屈伸动作，放松腿部及脚踝，以防损伤。然后，两脚分开，与肩同宽，两臂前伸，松腰屈膝慢慢下蹲，上身尽量保持平直，停留 10 秒钟左右，两手收回，又腰缓慢起身（若体力较弱，可将双手按于膝盖上，借助手臂力量缓慢起身）。同时，配合适当的呼气吸气，重复蹲起 10～20 次，休息片刻。每天可以进行 1～2 遍。

二、体育娱乐过程中的注意事项

1. 病后锻炼要小心

老年人病后适当进行一些体育娱乐活动有利于身体康复，但要注意以下问题。

（1）加强患病部位的功能锻炼

患病部位往往容易出现运动障碍和机能障碍，致使老年人不得不减少或停止患病部位甚至整个机体的正常活动。因此，患病部位就成了代谢的薄弱环节，影响营养物质的吸收，不利于老年人恢复健康。在体育运动时，要有意识地加强患病部位的活动，以弥补正常活动的不足，改善代谢过程，促进机能的恢复。

（2）进行身体的全面锻炼

人体各器官系统是相互联系、相互协调又相互制约的统一整体。整个机体机能的增强也会提高患病器官机能的恢复速度。因此，在进行专项运动的同时，也要注意身体的全面锻炼。全面锻炼既包括身体各部位的活动，又包括对内脏器官系统功能的锻炼。

（3）活动的方式和手段要因病而异、因人而异

体育娱乐活动的方式和手段应根据疾病的种类、病史、病情、功能障碍程度以及老年人的体质、心理素质等的不同而不同，切忌依葫芦画瓢，否则不但达不到治疗效果，还有加重病情的危险。例如，肢体运动功能障碍可选择与肢体相关的主动运动，进行功能锻炼。只有活动的方式和手段具有针对性，才能取得好的疗效。

（4）病后康复锻炼要注意"季节养生"

春季万物复苏，康复锻炼要做到晚睡早起，选择空气新鲜的地方散步、打太极拳、练太极剑等；夏季地气上升，康复锻炼应尽量避开烈日，防止中暑，宜在室内活动；秋季是收获的季节，秋高气爽，要注意收敛神气，防止损伤肺气；冬季是万物潜伏闭藏的季节，康复锻炼要早睡晚起，要避寒趋暖。高血压、冠心病患者一定要特别注意避免高强度运动。

老年人病后的康复锻炼活动应遵从医嘱，选择适当的方式和手段，进行一段时间的锻炼后要请医生检查，视情况调整运动量。

2. 体育娱乐的基本原则

卫生保健是保证体育娱乐顺利进行的重要条件，适量的运动、科学的饮水、合理的膳食和充分的休息，是进行体育娱乐必须遵循的基

本原则。

（1）运动与饮水

参加体育娱乐活动时因出汗较多，及时补充一些水分是必要的，但是在运动中和运动后的饮水一定要按照科学的方法进行。有的老年人在运动中感觉口渴，便大量饮水，这样对身体是百害而无一利的。因为运动时肠胃运动减弱，喝水过多会使胃部膨胀，不仅不利于运动，还可能引起腹痛。同时大量饮水还会稀释血液，加重心脏和肾脏的负担，对这两个脏器造成损害。其实，在运动中感到口渴往往并不是体内真正缺水，而是由于运动时呼吸加快，咽喉部分的黏膜干燥，刺激了该处的神经末梢而产生口渴的感觉。因此，当运动中口渴时应尽量忍耐，或少量地喝点水，使咽喉湿润一下即可。如运动中出汗较多，在运动后可适当地喝些淡盐水，以补充失去的盐分。

（2）运动与饮食

参加体育娱乐活动时，人体的能量消耗比平时大，需要充足的营养供给，因此，饮食一定要多样化，荤素搭配，粗细均吃，不要偏食挑食。在进食时间上也要注意，饭后不可马上进行运动，否则会导致腹痛、恶心，甚至呕吐，损伤肠胃。一般应在吃完饭 1 小时后再运动比较合适。另外，运动后也不要马上进食。因为运动时体内血液大量流向肌肉，胃肠的血液供给相对较少，蠕动减弱，胃液分泌减少，若运动后立即进食，不利于食物的消化与吸收。需要特别注意的是，运动后切忌立即吃冷食、冻食，冷食、冻食会对肠胃产生严重损害。

（3）运动与休息

体育娱乐活动后体能消耗大，只有通过充分休息，才能恢复。科学研究表明，参加体育运动的老年人一天的睡眠时间最好不少于 8 小时。老年人要坚持规律的生活方式，合理安排好一天的活动，起居有常，劳逸结合，才能使人精神饱满，心情舒畅，精力充沛。

三、发生意外时的应急处理

1. 晕厥

老年人在运动中一旦发生晕厥，照护人员要保持冷静，让老年人平卧，足部微微抬高，头部略低，将老年人衣领解开，这样能够增加脑血流量。针刺或点掐人中、百会、合谷和涌泉等穴位，一般情况下能使晕厥老年人很快恢复知觉。如果出现呕吐症状，应将老年人的头偏向一侧。如果晕厥发生在秋冬季节，还要注意给老年人身体保暖，以免受凉；如果发生在盛夏，则应将老年人置于阴凉处，给予降温处理。等老年人清醒后，可适当服用一些热糖水、维生素 C 及维生素 B 等，且一定要休息或进行进一步的治疗，不可再活动。

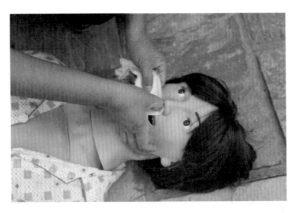

晕厥急救

老年人在运动中一定要保持稳定的心态和情绪，运动前要先做充分的准备活动，运动后也不能立刻休息，要进行放松活动，运动中务必控制好运动量。一旦出现全身软弱无力、头晕、耳鸣、胸闷、眼花等症状，应立即放缓或停止运动，或让人扶着缓慢地走一会儿，或自己俯身低头和仰卧，让身体慢慢恢复正常，切不可逞强坚持而造成损伤甚至发生危险。

2. 拉伤与扭伤

（1）肌肉拉伤

肌肉拉伤是运动中最常见的一种损伤，是由于肌肉主动地猛烈收缩或被动地过度牵伸，超过了肌肉本身所能承受的最大限度，从而导致肌肉组织损伤。

拉伤较轻者会感觉伤处疼痛，但仍可行走，不过在做动作时，疼痛会加剧。重者疼痛剧烈，行走困难，出现跛行，拉伤处出现明显肿胀，且不久皮下会出现瘀斑。

如果是肌肉细微拉伤或少量肌纤维撕裂，应立即冷敷伤处，加压包扎，让被拉伤的肌肉得到充分休息。24 小时后才能对损伤部位进行按摩，用药物注射或理疗。如果是肌纤维大部分撕裂，或肌肉完全断裂，就要立即进行加压包扎、固定伤肢等急救处理，并迅速将伤者送至医院及早进行手术缝合。

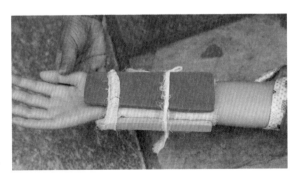

加压包扎

（2）韧带损伤

韧带损伤是指当关节发生超常范围活动时，韧带不能承受过大张力而受伤，重者可造成韧带部分或全部拉断，致使关节半脱位或脱位。

韧带损伤后一般均有小血管破裂出血的情况，导致形成血肿，致使伤处疼痛。伤后应立即进行局部冷敷处理，加压包扎，止血制动，抬高肢体。1~2 天后可拆除包扎，进行局部按摩、理疗，用活血化瘀的中药消肿。韧带完全断裂者应进行外科缝合手术。

（3）腰部扭伤

受伤较轻者，当时一般没有特别严重的疼痛感，然而运动结束后或次日清晨起床时就会感到疼痛。受伤较重者，会立即感到疼痛，有的还十分剧烈，无法直起腰，活动受到限制。此时应让伤者坐下或平躺，请医生处理或马上送医院进行检查和治疗。

需要特别强调的是，运动中不论哪个部位受到损伤，千万不能马上热敷，热敷会加重伤情。一般过 24 小时后才能进行热敷和理疗。

发生运动损伤的主要原因：

1	运动前没有做好充分的准备活动，身体各部位没有舒展开
2	技术要领没有掌握好，技术动作变形
3	用力过猛，超出平时锻炼的负荷

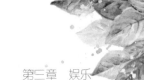

第二节　文化娱乐

一、品茗

茶有生津止渴、清凉明目、提神解乏、防龋齿的作用。科学研究表明，茶对于胆固醇增高、血管内膜脂质斑块形成、动脉硬化、高血压和脑血栓、心肌梗死等，均具有积极的预防作用。茶多酚还能清除衰老的罪魁祸首——自由基，从而增强人体免疫力，延缓细胞老化。英国的一个调查表明，茶叶的抗老化能力相当于维生素 E 的 18 倍。对儿茶素抑制细胞突变的研究表明，常饮茶确有防癌之功效。茶叶中的鞣酸可以杀灭多种细菌，有助于预防与减轻口腔炎、咽喉炎以及肠炎、痢疾等疾病的发生。

饮茶能使中枢神经兴奋、运动能力增强，又能溶解脂肪、帮助消化，故长期饮茶可以减肥。儿茶素又能吸收某些放射性物质，边看电视边喝茶，不仅能减少电视辐射的危害，还有利于保护视力。

品茗是品茶的雅称，讲究浅酌、细啜、慢饮。正如欧阳修晚年所写诗歌：

吾年向老世味薄，

所好未衰惟饮茶。

……

亲烹屡酌不知厌，

自谓此乐真无涯。

这样的乐趣，使人对茶的享受从生理蔓延到心理。品茗追求和、静、清、寂的修养与境界，使身心处于形式和精神统一的美好意境中。

二、垂钓

"浪花有意千重雪，桃李无言一队春。一壶酒，一竿身，世上如侬有几人？"在那烟波渺渺之中，手持鱼竿，心境悠远，是当代"渔翁"寻求的情趣与境界。但老年人钓鱼前需要考虑当天的气候条件与自身健康状况，钓鱼时要注意采取合理的垂钓姿势，否则就会损伤身心，甚至感染疾病。

嗜钓成瘾，疲劳过度，是首先需要避免的。过度疲劳易引起高血压、心血管疾病。垂钓应在良好的健康状态下进行。合理的垂钓姿势能够减少体力消耗，减轻疲劳。垂钓时可随身带一个轻便舒适的小椅子，坐的高度以使双膝屈曲90°为宜。老年人尤其不要为了方便就直接在水边草丛或石块、树桩上坐下，易造成风湿入侵。

垂钓时由于姿势固定，腰椎、颈椎容易负担过重，诱发或加剧颈椎病或腰椎间盘突出症。久立或久坐，还会使阴部与下肢静脉血回流受阻，导致形成痔疮。所以，老年人在垂钓过程中要学会收放自如。上鱼时集中精力，不要错过机会；不上鱼时，不要死等，可以站起来活动活动颈部、腰部及各肢体关节。劳逸结合，就不易疲劳。

垂钓时，眼睛若长时间受强烈阳光照射，易诱发白内障。所以在太阳下垂钓，应避免阳光直射面部，同时也要戴好墨镜，最好是偏光眼镜。即使在强烈阳光下，好的偏光眼镜也能让眼睛感觉阳光如春天般的柔和。在垂钓间隙，老年人应经常闭目或放松远眺。垂钓中还要注意手部卫生，预防蚯蚓病、霉菌感染等。

垂钓前，要细心观察环境地形，严防毒虫或蛇。若遇电闪雷鸣，应立即收竿，到远离大树、电线杆的安全地方躲避。

三、棋牌

老年人学玩棋牌，入门不难，场址也容易选择，且边玩边闲聊，不仅能够增进友情，还有利于调节退休后环境变化产生的不良心理。玩棋牌要求精力集中，从而可以刺激大脑皮质活动，促进血液循环，使脑力、体力得到适当锻炼，有助于延缓衰老。同时，每一种棋牌都内含天地哲理，娱乐过程中也能增长见识，开阔胸襟，活跃思维，开朗心情。但是，老年人进行棋牌娱乐时，千万不能意气用事，应注意以下几个方面，以防损害健康。

1. 娱乐时间不宜过长，室内通风需良好

娱乐时间一般掌握在1~2小时为宜。不知节制，连续作战，内耗太大，不利养生。精神高度集中，容易导致用眼过度，甚至患上干眼症，严重的会导致玻璃体积血，使视神经受压、受损，造成青光眼。用脑时间太久，会导致失眠、消化不良及紧张性头痛。患有心脑血管疾病的老年人，更要重视对时间、环境的要求。娱乐过程中要经常活

动肢体。

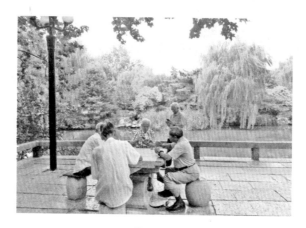

◎ 棋牌

2. 不要久坐并保持同一姿势

久坐不动，颈椎、腰椎以及全身肌肉都会承受很大的压力，容易造成肩颈软组织劳损，继发脊柱退行性改变、腰肌劳损、下肢静脉栓塞等疾病。长时间久坐而活动较少，导致血液下行，流动减慢，甚至会出现下肢疼痛、浮肿等现象。因此，娱乐过程中应不时地起身活动。

3. 不要过于计较输赢

老年人的血管弹性大多较差，有的人还患有心血管疾病。对输赢斤斤计较，会让精神过于紧张、激动，很容易诱发中风、心肌梗死，甚至猝死。

4. 注意卫生

棋牌经过多人触摸，难免沾染大量细菌，老年人的免疫功能又相对较差，很容易被感染而导致疾病。因此，在玩完棋牌后，一定要及时洗手。也不要在街头、马路边玩棋牌，除了不安全外，还会有汽车尾气和尘土污染。

四、舞蹈

当代舞蹈能够充分调动人体的积极因素，向多层空间、多方位、多部位运动的方向发展。老年人可以选择跳交谊舞。

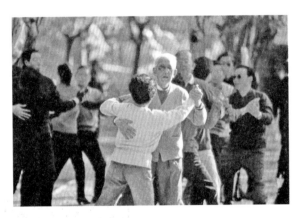

◉ 跳舞

交谊舞是由男女两人结伴进行的舞蹈，人们可以在优美的舞曲伴奏下翩翩起舞。它集音乐、艺术、运动为一体，将养生寓于娱乐之中，对陶冶情操、扩大交往、密切人际关系、消除疲劳等均颇有裨益。

交谊舞的动作轻盈大方、简洁朴实、节奏明快、气氛热烈，能给人们创造一种良好的情绪，使人乐而忘忧。优美悦耳的舞蹈音乐又能给人以美的享受，把舞蹈动作和音乐的旋律融合在一起，能产生一种特殊的精神振奋的效能。

跳交谊舞还是一项较好的体育活动和健康养生方法。跳舞时，心肺得到锻炼，对预防老年人易患的高血压、动脉硬化、消化不良等病均有益处。跳舞还有助于改善人体脊椎功能，预防弯腰弓背，提高人体的平衡能力，促进动作的灵活性，调节大脑活动。

五、剪纸

剪纸，顾名思义就是用剪刀把纸剪成各种各样的图案，如窗花、灯花等。剪纸是中国最古老的民间艺术之一。每当逢年过节或新婚喜庆之时，人们把美丽鲜艳的剪纸贴在雪白的窗纸或明亮的玻璃窗上、墙上、门上、灯笼上，节日的气氛便被渲染得非常浓郁喜庆。

剪纸的艺术特征，可用三个字概括：简、意、纯。剪纸作品简练、明晰，形象高度概括，线条简单规整，色彩对比分明。例如，浙江永嘉剪纸艺人林曦明的《得乐人》，构图和线条、色彩极为简单，却极生动地表达出了人鸟和谐、一派生机的景象。中国传统绘画讲究"神似"，赏析作品要靠"意会"，剪纸则集中体现了这一特征。它的艺术魅力不靠材料的贵重和奇特，不靠技艺的难度和精细，全赖一个"意"字，从内容到形式，都追求美意、新意、巧意。

在中国，各地的剪纸艺术具有不同特色。延安剪纸常见窗花、转花、角花、窗云子、窑顶花、鞋花和碗柜花云等。河北蔚县早期盛行供鞋花、荷包花、枕头上刺绣用

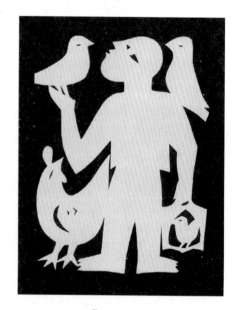

《得乐人》

的"花样"，如今以阴刻为主和色彩点染，题材有戏曲人物、鸟虫鱼兽，还有对农村现实生活的描绘以及一些吉祥谐音的物象，它的构图饱满、朴实，造型生动、优美，色彩明快、鲜丽，对比强烈。河北晋州、丰宁、迁安等地的剪纸也很有名。此外，山东高密，安徽阜阳，湖北武汉，贵州，江苏南京、扬州，浙江金华，福建泉州，广东潮州、佛山等地的剪纸，也各有特色，风格迥异。

剪纸可以锻炼眼睛、手的协调性以及手和大脑的灵活度，可以陶冶情操。剪纸也可以练习手腕和手指的诸多关节与小肌肉群的协调能力。经常画画剪剪，可以活动手指关节，舒经活络，有助于老年人保持健康。剪纸是以手指为中心进行活动，可以使大脑皮层得到刺激，保持神经系统的青春活力，对老年痴呆也可起到预防作用。

剪纸还可以使人安静下来，专心致志地去干一件事，满足精神上的慰藉，调节生活的乐趣，达到自我陶醉、修身养性的目的。老年人如能将自己亲手制作的剪纸做成贺卡或装裱成装饰品馈赠给亲朋好友，必将给自己也给朋友带来喜悦。

说　明

　　本套丛书使用的部分资料和插图，由于时间原因未能联系到作者，在此深表歉意！请作者见书后及时与我们联系，我们将按有关规定支付相应稿酬。

　　联系邮箱：13901247816@163.com